ASSIP – Kurztherapie nach Suizidversuch

ASSIP – Kurztherapie nach Suizidversuch

Anja Gysin-Maillart

Anja Gysin-Maillart

ASSIP – Kurztherapie nach Suizidversuch

Attempted Suicide Short Intervention Program

Therapiemanual

2., überarbeitete Auflage

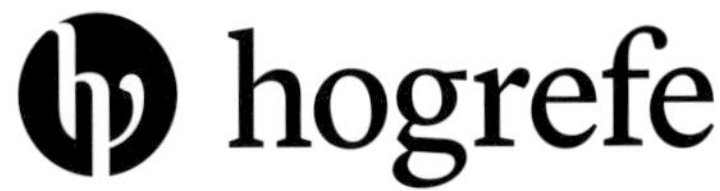

Dr. Anja Gysin-Maillart
Universitäre Psychiatrische Dienste Bern (UPD)
Universitätsklinik für Psychiatrie und Psychotherapie
Murtenstr. 21
3008 Bern
Schweiz
anja.gysin@upd.unibe.ch

Bibliografische Information der Deutschen Nationalbibliothek
Die Deutsche Nationalbibliothek verzeichnet diese Publikation in der Deutschen Nationalbibliografie; detaillierte bibliografische Daten sind im Internet über http://www.dnb.de abrufbar.

Anregungen und Zuschriften bitte an:
Hogrefe AG
Lektorat Psychologie
Länggass-Strasse 76
3012 Bern
Schweiz
Tel. +41 31 300 45 00
info@hogrefe.ch
www.hogrefe.ch

Lektorat: Dr. Susanne Lauri
Herstellung: René Tschirren
Fotos Umschlag und Innenteil: Anja Gysin-Maillart, Bern
Umschlaggestaltung: Claude Borer, Riehen
Satz: punktgenau GmbH, Bühl
Druck und buchbinderische Verarbeitung: Finidr s.r.o., Český Těšín
Printed in Czech Republic

Die erste Auflage erschien 2013 unter dem Titel „Kurztherapie nach Suizidversuch. ASSIP – Attempted Suicide Short Intervention Program" von Anja Gysin-Maillart und Konrad Michel.

2., überarbeitete Auflage 2021

(E-Book-ISBN_PDF 978-3-456-96149-1)
(E-Book-ISBN_EPUB 978-3-456-76149-7)
ISBN 978-3-456-86149-4
https://doi.org/10.1024/86149-000

Inhaltsverzeichnis

Danksagung

Mein besonderer Dank gilt zuallererst allen Patientinnen und Patienten, ohne deren Bereitschaft zur Studienteilnahme die Evaluation der Kurztherapie ASSIP nicht möglich gewesen wäre. Auch bedanke ich mich für ihr Vertrauen und ihre wertvollen Rückmeldungen in all diesen Jahren, die halfen, wichtige Erkenntnisse in diese überarbeitete Auflage einfließen zu lassen. Weiter bedanke ich mich bei Konrad Michel für seine Rolle als Mentor und Mitbegründer von ASSIP.

Des Weiteren danke ich allen Kolleginnen und Kollegen, die halfen, ASSIP zu entwickeln, zu evaluieren, umzusetzen und am Laufen zu halten: Prof. Dr. med. Thomas Reisch, Prof. Dr. phil. Hansjörg Znoj, lic. phil. Millie Megert, lic. phil. Salome Bühler, lic. phil. nat. Pietro Ballinari, PD Dr. phil. Leila Soravia, Dr. phil. Simon Schwab, B. Sc. Rahel Jansen, lic. phil. Martin Rufer. Mein Dank geht auch an Prof. Dr. med. Werner Strik, Prof. Dr. med. Sebastian Walther, Prof. Dr. phil. Franz Moggi und Dr. phil. Christoph Stucki, die durch ihre Unterstützung die Einführung von ASSIP als klinisches Angebot und seine wissenschaftliche Erforschung ermöglicht haben und diese bis heute fördern. Weiter danke ich allen nationalen und internationalen ASSIP-Therapeutinnen und -Therapeuten wie auch den Forschungskolleginnen und -kollegen, die mein Denken und Handeln beeinflusst haben und das klinische und wissenschaftliche Wachstum von ASSIP unterstützen.

Ein großer Dank geht weiter an Dr. phil. Susanne Lauri vom Hogrefe Verlag, die die Veröffentlichung der überarbeiteten Auflage des ASSIP-Manuals von Anfang an vorbehaltlos unterstützt hat.

Mein herzlicher Dank geht zudem an meinen Mann, Tobias Gysin, für seine unerschöpfliche Geduld und immerwährende Unterstützung meiner beruflichen Tätigkeit und seinen kreativen Beitrag zu den Bildern im Behandlungsteil dieses Buches. Meinen Töchtern Sophie und Mia danke ich für die unzähligen zauberhaften Momente, die sie mir schenken und die immer wieder aufs Neue Quelle meiner Inspiration sind.

Anja Gysin-Maillart

Vorwort von Anja Gysin-Maillart

Die Geschichte dieses Therapiemanuals begann, als vor über 15 Jahren meine Zusammenarbeit mit Konrad Michel ihren Anfang nahm. Mithilfe seiner wertvollen Expertise entwickelte ich eine neue, handlungstheoretische Perspektive in der therapeutischen Arbeit mit dem suizidalen Patienten[1], die mich bis heute begleitet. Meine Arbeit war dabei stets von der Haltung geprägt, dass Patienten nach einem Suizidversuch spezifische therapeutische Schritte machen müssen, um das Leben wieder als Alternative sehen zu können. Elementar ist dabei die Ansicht, dass der Suizid keine Krankheit, sondern eine Handlung in einem biografischen Kontext ist. Jeder Patient hat dabei seine ganz persönliche Geschichte, die es zu verstehen gilt: Der Suizidversuch ist eine zielgerichtete Handlung mit einer inneren Logik. Konrad Michel und ich stellten uns die Frage: Was braucht der suizidale Patient, und was sind hilfreiche Konzepte, die in eine therapeutische Intervention einfließen müssen? Das gemeinsame Entwickeln, Ausarbeiten und Zusammensetzen der Bausteine für diese Kurztherapie für Menschen, die einen Suizidversuch hinter sich haben, übte eine Faszination auf mich aus. Dabei wurde ich von Konrad Michel als Mentor in das Gebiet der Suizidprävention vertieft eingeführt. Eine wichtige Rolle spielten die von ihm organisierten regelmäßigen „Aeschi Conferences", die den professionellen und persönlichen Austausch mit anerkannten nationalen und internationalen Experten ermöglichten. Im Rahmen dieser ganz besonderen Tagungen wurde ich mit Konzepten und Modellen vertraut gemacht, die von der Neurobiologie über die Bindungstheorie bis zu den neuen Entwicklungen in der kognitiven Verhaltenstherapie reichten. Im Zentrum stand dabei immer eine patientenzentrierte therapeutische Haltung.

Die Entwicklung zur Kurztherapie ASSIP, wie sie heute manualisiert vorliegt, fand über mehrere Jahre statt. In einer zweijährigen Pilotphase standen die Rückmeldungen der Patienten im Vordergrund. Es war uns wichtig, unsere Patienten als Experten mit ins „Team" zu nehmen. Es wurde dabei immer deutlicher, dass Menschen, die einen Suizidversuch überleben, ein Gefäß, einen sicheren Ort und damit eine Fachperson brauchen, die sich zusammen mit ihnen ganz auf das individuelle innere Erleben in der suizidalen Krise – emotional und gedanklich – konzentriert. Unsere Patienten halfen so, ASSIP weiterzuentwickeln und als Behandlungskonzept zu optimieren.

Die Rückmeldungen der Patienten waren faszinierend. Viele fühlten sich „gehört" und waren dankbar für das neue klinische Angebot. Also entschieden Konrad Michel und ich im Jahr 2009, ASSIP in Zusammenarbeit mit dem Psychologischen Institut der Universität Bern (Schweiz) wissenschaftlich zu untersuchen. Die Wirksamkeitsstudie wurde in einer rando-

1 Um die Lesbarkeit zu verbessern, verwenden wir das generische Maskulinum; Frauen sind selbstverständlich stets ebenfalls gemeint.

misierten kontrollierten Studie mit 24-monatigem Langzeitverlauf durchgeführt. Dabei konnten wir zeigen, dass die Kurztherapie ASSIP mit drei Sitzungen, gefolgt von einem zweijährigen Briefkontakt, das Risiko weiterer Suizidhandlungen um annähernd 80 % reduziert und kosteneffektiv die Anzahl stationärer Behandlungstage verringert. Noch während der Evaluation von ASSIP entstand das vorliegende Therapiemanual in seiner ursprünglichen Version. Bis heute wurden damit mehr als 800 Patienten in der ASSIP-Sprechstunde erfolgreich behandelt. Viele Patienten gaben wertvolle positive Rückmeldungen, und kritische Hinweise wurden evaluiert. Weitere Forschungsprojekte folgten, in denen gezeigt werden konnte, dass die therapeutische Beziehung in der Interventionsgruppe im Vergleich zur Kontrollgruppe signifikant besser beurteilt wird und innerhalb von ASSIP problemfokussierte Bewältigungsstrategien aufgebaut und dysfunktionale Strategien verringert werden.

In den letzten Jahren hat ASSIP an internationaler Bedeutung gewonnen. Die Kurztherapie wurde in verschiedenen Gesundheitssystemen erfolgreich implementiert und erforscht (z. B. Finnland, USA, Schweden, Belgien und Litauen, s. www.assip.ch; www.assip.org). Im Rahmen nationaler und internationaler Kooperationen finden zurzeit verschiedene Replikationsstudien statt. Zudem wurde 2021 ASSIP im Rahmen des amerikanischen *Surgeon General's Call to Action to Implement the National Strategy for Suicide Prevention* unter die empfohlenen evidenzbasierten Therapieansätze zur Behandlung von Patienten mit Suizidrisiko aufgenommen.

Die Texte der vorliegenden zweiten, überarbeiteten Auflage basieren auf den ursprünglichen Texten und Inhalten der Erstausgabe. Zunächst werden die grundlegenden theoretischen Konzepte der Kurztherapie ASSIP vorgestellt, um danach auf die einzelnen Elemente der patientenorientierten Behandlung einzugehen. Diese wurden mit klinischen Erfahrungswerten sowie durch aktuelle wissenschaftliche Ergebnisse und hilfreiche Techniken ergänzt. Besonderes Augenmerk legt diese zweite, überarbeitete Ausgabe auf die Entwicklung einer internationalen Perspektive und die Komplementierung des Therapiemanuals auf Grundlage der langjährigen klinischen Erfahrung, der Evaluation von Patientenberichten sowie neuer wissenschaftlicher Erkenntnisse. Ich hoffe, mit diesem Therapiemanual das Expertenwissen der Patienten angemessen umgesetzt zu haben, und bedanke mich für die kostbare Mitarbeit jedes Einzelnen. Auch wenn Konrad Michel für die Neuauflage nicht mehr als Co-Autor zeichnet, hat er mit seiner umfangreichen Expertise und seinem Enthusiasmus für die Weiterentwicklung von ASSIP und die Arbeit mit suizidalen Patienten einen substanziellen Beitrag geleistet.

Anja Gysin-Maillart, im Januar 2021

Vorwort von Konrad Michel

Wie zu jedem Suizid oder Suizidversuch eine individuelle Geschichte gehört, so hat auch dieses Manual seine Geschichte. Diese nimmt ihren Anfang in der Zusammenarbeit und Freundschaft zwischen mir als Psychiater, der eine traditionelle schulmedizinische Ausbildung durchlaufen hatte, und Ladislav Valach, diplomierter Psychologe mit dem Schwerpunkt Sozialpsychologie bzw. einer Spezialität daraus, der Handlungstheorie. Erst viel später wurde mir klar, wie sehr sich die beiden Ausbildungsgänge im Menschenbild, das sie vermitteln, unterscheiden, und wie fruchtbar die interdisziplinäre Zusammenarbeit sein kann.

Nun ist es so wie in den Erzählungen suizidaler Menschen: Eigentlich hat die Geschichte schon viel früher begonnen, und zwar in England, als ich noch ein junger und unerfahrener Assistenzarzt war. Eines Morgens, als ich in der Klinik eintraf, wurde mir mitgeteilt, dass sich soeben eine meiner Patientinnen vor der Klinik unter einen Lastwagen geworfen hatte und dabei umgekommen war. Diese 42-jährige Frau hinterließ einen Ehemann und zwei vorschulpflichtige Kinder. Wie bei vielen jungen Assistenzärzten in der Psychiatrie hatte dieses Erlebnis für mich einschneidende Folgen. Eine davon war, dass ich mich für die klinische Suizidprävention zu interessieren begann und dieses Thema, als ich in die Schweiz zurückkehrte, mit einem ersten Forschungsprojekt weiter untersuchte. Klinische Suizidprävention, speziell die Frage, was Ärzte tun können, um die Anzahl der Suizide zu reduzieren, hat mich seither in meiner beruflichen Tätigkeit begleitet.

Zurück zu meinem Kollegen. Dieser machte in einer Kaffeepause eine Äußerung, die ebenfalls Folgen hatte. Er sagte nämlich: „Suizid und Suizidversuche sind keine Krankheiten, sondern Handlungen. Ihr Mediziner habt gelernt, Krankheitssymptome, also Pathologie, zu erfassen und Diagnosen zu stellen, aber ihr habt nie gelernt, Handlungen zu verstehen." Ziemlich provokativ war das, und ich ließ mir nur mit Widerwillen die Grundzüge der Handlungstheorie erklären. Immerhin ließ ich mich darauf ein, gemeinsam den Fall eines Patienten, der zuerst einen Suizidversuch, dann ein Jahr später Suizid begangen hatte, aus der Sicht der Handlungstheorie darzustellen. Wesentlich war dabei, zu zeigen, dass Handlungen, also auch Suizidhandlungen, zielorientiert sind (z. B. dem Zustand von seelischem Schmerz ein Ende bereiten wollen) und dass existenzielle Krisen vor allem dann entstehen, wenn wichtige Lebensziele eines Menschen akut bedroht sind. Die Handlungstheorie sagt im Weiteren, dass Menschen Handlungen in Form von Geschichten („Well, this is a long story ...") erzählen bzw. verstehen. Zusammen mit Ladislav Valach prüfte ich danach im Rahmen einer Nationalfondsstudie die Hypothese, dass sich Menschen nach einem Suizidversuch besser verstanden fühlen, wenn der Interviewer das Explorationsgespräch nicht gemäß dem traditionellen medizinischen Modell und dem damit verbundenen Verständnis suizidaler Krisen („Suizidhandlungen sind ein Symptom psychischer Krankheit“) führt, sondern einen handlungstheoretischen Ansatz wählt und darauf vertraut, dass suizidale Menschen sehr wohl erklären können, was alles zum Suizidversuch führte. Die Untersuchung zeigte tatsächlich, dass die therapeutische Beziehung von den Patienten signifikant besser beurteilt wurde, wenn der Interviewer ein narratives Interview führte (konkret: bei der Eröffnung des Gesprächs die Worte „Erzählung“ oder „Geschichte“ verwendete). Dies schien eine wichtige Erkenntnis, denn sehr viele Menschen, die einen Suizidversuch unternahmen, sind in sich gekehrt, und mehr als die Hälfte von ihnen nimmt ambulante Termine zur Nachbehandlung erst gar nicht wahr. Dies ist übrigens nicht verwunderlich: Gemäß einer Umfrage in Bern fühlen sich suizidale Menschen meist auch nicht krank. Unsere Hoffnung war, dass mit einem narrativen Interview schon früh eine therapeutische Beziehung etabliert werden kann, die dann auch eine Basis für eine längere Therapie darstellt. Wenn sich jemand als Individuum mit seiner eigenen Geschichte verstanden fühlt, wird die Therapiemotivation größer sein. Dies ist eines der Grundkonzepte des vorliegenden Manuals.

Zur Besprechung der Resultate der Studie beriefen wir im Jahr 2000 eine Konferenz von international anerkannten klinischen Suizidforschern ein. In einem Konferenzhotel im Berner Oberland diskutierte die Gruppe anhand der auf Video aufgenommenen Interviews grundsätzliche Probleme in der klinischen Suizidprävention. Dabei entwickelte sich ein derartiger Enthusiasmus, dass die Gruppe spontan beschloss, diese Art Konferenz weiterzuführen und den Kreis zu öffnen. Es folgten zehn Jahre „Aeschi Conferences“, die die besten klinischen Suizidforscher und Therapeuten aus der ganzen Welt nach Aeschi brachten. Die „Aeschi Working Group“ publizierte Richtlinien für den Umgang mit Menschen nach einem Suizidversuch, und 2010 erschien im APA Verlag, Washington D.C., das Buch „Building a Therapeutic Alliance with the Suicidal Patient“ (Michel & Jobes, 2010).

In dieser Zeit ergab sich an der Poliklinik für Psychiatrie in Bern eine weitere fruchtbare Zusammenarbeit, nämlich mit Anja Gysin-Maillart, der Mitautorin dieses Buches. Anja Gysin-Maillart ließ sich in die Technik der narrativen Interviews einführen und entwickelte gemeinsam mit mir eine spezifische Kurztherapie für Menschen nach einem Suizidversuch, der wir den Namen ASSIP (Attempted Suicide Short Intervention Program) gaben. Im Laufe der letzten Jahre haben wir weit über 200 solcher Therapien suizidaler Menschen durchgeführt, dabei das Behandlungskonzept verfeinert, weiterentwickelt und evaluiert. Es ist das Verdienst von Anja Gysin-Maillart, dass das vorliegende Manual zustande kam.

Konrad Michel, im Dezember 2012

Neu hinzugekommen ist in der Zwischenzeit die Publikation der randomisierten Studie zur Wirksamkeit von ASSIP, welche auch auf die Initiative von Anja Gysin-Maillart zurückgeht. Diese Studie zeigte sogar für uns Autoren fast unglaublich gute Resultate von ASSIP in der Reduktion von Suizidversuchen in der Studienpopulation von Patienten, die nach einem Suizidversuch in die Studie aufgenommen wurden. Das Interesse an ASSIP ist damit schlagartig gewachsen, womit sich unsere Ausbildungs- und Supervisionstätigkeit bald über verschiedene Kontinente ausbreitete. Für mehr Informationen: www.assip.ch. Ich bin zuversichtlich, dass die Erfolgsgeschichte weitergehen wird.

Konrad Michel, im November 2020

Einleitung

Suizid ist eine der häufigsten Todesursachen weltweit. Jedes Jahr sterben mehr als 800 000 Menschen durch Suizid, was einem Toten alle 40 Sekunden entspricht (Word Health Organization [WHO], 2019a). Die Zahl der Suizidversuche liegt um ein Vielfaches höher. Ein Suizidversuch erhöht das Risiko eines späteren Suizids um ein Mehrfaches (Hawton et al., 2003; Owens et al., 2002), und es bleibt über Jahre hinweg hoch (Runeson, 2002). Deshalb sollte der Entwicklung von Therapieangeboten für diese Menschen besondere Priorität zukommen. Leider gibt es aber bislang für diese Patientengruppe nur wenige spezifische Behandlungen, die das Risiko eines erneuten Suizidversuchs oder eines Suizids über längere Zeit tatsächlich reduzieren. Allzu häufig wird in einer Nachbehandlung das suizidale Erleben und Verhalten nicht einmal thematisiert.

In der Prävention und Therapie der Suizidalität liegt gemäß dem gängigen medizinischen Modell das Hauptgewicht auf der Behandlung psychischer Störungen, allen voran der Depression. Es ist jedoch umstritten, wieweit dieser Zugang zum suizidalen Patienten die Suizidrate tatsächlich beeinflussen kann (De Leo, 2002), sodass die dem suizidalen Verhalten zugrunde liegenden Mechanismen unabhängig von der psychiatrischen Störung untersucht werden sollten (Aleman & Denys, 2014; Linehan, 2008).

Es lassen sich verschiedene Faktoren identifizieren, die eine wirkungsvolle Therapie des suizidalen Erlebens und Verhaltens behindern. Einer davon ist, dass viele Patienten nach einem Suizidversuch das Angebot einer Nachbehandlung nicht wahrnehmen oder diese frühzeitig abbrechen. In der klinischen Arbeit hat man den Eindruck, dass viele Menschen nach einer suizidalen Krise so rasch wie möglich wieder zur „Normalität" zurückkehren und die suizidale Krise möglichst bald vergessen wollen. Bei einer Befragung von Patienten nach einem Suizidversuch von Michel und Kollegen (1994) konnte die Mehrheit keine Person angeben, die sie vom Suizidversuch hätte abhalten können. Der Arzt wurde nur von 10 % als mögliche Ansprechperson angegeben. Offenbar betrachten viele Menschen Suizidgedanken als etwas „Privates", das sie für sich behalten und nicht selten als möglichen Ausweg bewahren wollen, wenn sie in einer ausweglos erscheinenden Situation sein sollten. Viele Menschen, die einen Suizidversuch unternommen haben, schämen sich und haben das Gefühl, dass niemand sie und ihre Beweggründe verstehen würde. Hinzu kommt die Angst vor Stigmatisierung und die Furcht vor (unfreiwilliger) Hospitalisation (Hom et al., 2015; Lizardi & Stanley, 2010). Viele verstehen sich selbst nicht. All dies weist darauf hin, dass der suizidgefährdete Mensch eine spezielle Art der Kommunikation und spezielle Angebote braucht, um über die Gefühle, Gedanken und Hintergründe seiner suizidalen Krise sprechen zu können. Seine Motivation für eine Therapie hängt dabei in hohem Maß vom

Vertrauen in eine Fachperson ab. Von dieser sollte er sich wertfrei akzeptiert und empathisch verstanden fühlen.

Im Gegensatz zum traditionellen medizinischen Modell, in dem Suizidimpulse als Ausdruck einer psychischen Störung gesehen werden, wird in der Kurztherapie ASSIP Suizid als zielgerichtete Handlung mit einer inneren Logik verstanden. Eine wesentliche Annahme dabei ist, dass ein handlungstheoretisches Modell dem Erleben der Betroffenen am ehesten gerecht wird. Dieses Modell besagt, dass wir unsere Handlungen in Form von Geschichten erklären und demnach der Therapeut bereit sein muss, vollkommen wertfrei zuzuhören, weil nur der suizidale Patient selbst „Experte" seiner eigenen Geschichte ist. In diesen Geschichten (Narrativen) zeigt sich, dass Suizid zum Ziel werden kann, wenn wichtige Identitäts- und Lebensthemen bedroht sind und keine alternativen Handlungs- oder Bewältigungsstrategien zur Verfügung stehen. Dies sind Momente der Verzweiflung, der Hoffnungs- und Perspektivenlosigkeit, in denen Suizid als Lösung erscheint, um einem unerträglichen Zustand ein Ende zu setzen.

Wesentlich ist, dass suizidales Erleben nicht „wegtherapiert" werden kann. Hat ein Mensch einmal eine emotionale Krise mit einem Suizidversuch zu lösen versucht, so kann dieses Verhaltensmuster auch in zukünftigen Krisen rasch wieder auftreten, nicht zuletzt, weil Suizidversuche oft eine Entlastung bzw. eine zumindest temporäre „Lösung" von einem unerträglichen inneren Zustand bewirken. In der Suizidforschung herrscht heute die Meinung vor, dass nach einem Suizidversuch unbedingt zusammen mit den Patienten Strategien erarbeitet werden müssen, um mit zukünftigen suizidalen Krisen umgehen zu können (Stanley & Brown, 2012). Dabei sollte die Behandlung direkt auf das suizidale Erleben und Verhalten abzielen, kurz, zielgerichtet und nachweislich wirksam sein (Chesin & Stanley, 2013; Meerwijk et al., 2016).

Das Therapieangebot mit dem Kürzel ASSIP (Attempted Suicide Short Intervention Program) wurde spezifisch für Patienten entwickelt, die einen Suizidversuch unternommen haben. Es zeichnet sich durch folgende Elemente aus:

- Verstehen der inneren Logik und Klärung der Hintergründe einer suizidalen Krise
- Aktivierung des suizidalen Modus und Bearbeitung der suizidspezifischen Emotionen und Kognitionen
- Formulierung von längerfristigen Maßnahmen und (Therapie-)Zielen, Aufdecken von individuellen Warnzeichen und Erarbeitung von verhaltensorientierten Maßnahmen zur Vorbeugung suizidaler Handlungen; optional: Einübung erarbeiteter Strategien
- Kontakt zu den Patienten über zwei Jahre durch regelmäßige Briefe im Sinne einer längerfristigen therapeutischen Verankerung, um an präventive Strategien zu erinnern und einen schnellen Zugang zum Helfersystem zu ermöglichen
- Notfallkarte und eine kreditkartengroße Liste mit persönlichen Warnsignalen und dem individuellen Krisenplan

Die in der Folge beschriebene Kurztherapie ASSIP vereint Aspekte der Handlungstheorie, der Bindungstheorie und der kognitiven Verhaltenstherapie. Zentral ist dabei die Annahme, dass mit einem handlungstheoretisch-narrativen Zugang zum Patienten die Grundlage für eine gute therapeutische Beziehung im Sinne einer „sicheren Basis" (Bowlby, 1998; Holmes, 2001) gelegt wird. Das folgende überarbeitete Therapiemanual geht sowohl auf den theoretischen Hintergrund als auch auf die Behandlung von Patienten nach einem Suizidversuch ein.

1 Suizidales Erleben und Verhalten

1.1 Definitionen

Suizid ist die absichtliche Selbstschädigung mit tödlichem Ausgang (World Health Organization, 2021). Diese kann durch zielgerichtetes Handeln (z. B. Erhängen, Erschießen) oder absichtliches Unterlassen von lebensrettenden Maßnahmen (z. B. Dialysebehandlung bei Nierenversagen) herbeigeführt werden. Die Begriffe Selbsttötung, Selbstmord oder Freitod werden heutzutage in der Fachwelt nicht mehr gebraucht. Insbesondere der Begriff Freitod ist problematisch, da diese Bezeichnung einen freien Willensentscheid impliziert. Dies steht im Gegensatz zur Erkenntnis, dass Menschen nach einem Suizidversuch praktisch durchweg berichten, dass sie sich in der suizidalen Krise in einem Ausnahmezustand befanden, in dem sie nicht mehr in der Lage waren, rational zu denken. Der sogenannte Bilanzsuizid, worunter ein Suizid als rationaler Entscheid eines psychisch gesunden Menschen verstanden wird, gilt, wenn es ihn überhaupt gibt, als seltene Ausnahme (Dörner, 1993).

Der *Suizidversuch* wurde von Erwin Stengel (1964) als eine auf einen kurzen Zeitraum begrenzte absichtliche Selbstschädigung bezeichnet, von der der Betreffende, der diese Handlung begeht, nicht wissen kann, ob er überleben wird oder nicht. Suizidversuche mit nur beschränkter Intention zu sterben nannte er Parasuizid oder parasuizidale Handlung. Die Weltgesundheitsorganisation (World Health Organization, WHO) definiert Suizidversuch als „jede Handlung mit nicht tödlichem Ausgang, bei der das Individuum entweder gezielt ein nicht habituelles Verhalten zeigt, das ohne Intervention von dritter Seite eine Selbstschädigung bewirkt, oder absichtlich eine Substanz in einer Dosis einnimmt, die über die verschriebene oder im Allgemeinen als therapeutisch angesehene Dosis hinausgeht und die zum Ziel hat, durch die aktuellen oder erwarteten physischen Auswirkungen Veränderungen zu bewirken“[2] (Platt et al., 1992). Die Arbeitsgruppe der WHO beabsichtigte, mittels dieser Arbeitsdefinition das gesamte Spektrum lebensbedrohlicher Verhaltensweisen zu erfassen, wobei in dieser Formulierung unklar bleibt, was mit „Veränderungen bewirken“ gemeint ist. In unserer Sicht stehen bei Suizidversuchen innerpsychische Motive im Vordergrund (s. dazu den Kasten „Interne und externe Attribution“, S. 16). Mit der WHO-Definition sind lang andauernde Selbstschädigungen, wie z. B. bei Anorexie oder Drogenabusus, ausgeschlossen. Diese

2 „An act with non-fatal outcome, in which an individual deliberately initiates a non-habitual behaviour that, without intervention from others, will cause self-harm, or deliberately ingests a substance in excess of the prescribed or generally recognized therapeutic dosage, and which is aimed at realizing changes which the subject desired via the actual or expected physical consequences.“

einheitliche WHO-Definition wird im Rahmen der sogenannten WHO/MONSUE-Multicenter-Studie (Bille-Brahe et al., 1996) bis heute zur epidemiologischen Erfassung suizidalen Verhaltens von verschiedenen Zentren in Europa angewendet.

Silverman und Kollegen (2007) definierten suizidales Verhalten als „selbst zugefügtes, potenziell schädigendes Verhalten mit nicht tödlichem Ausgang, mit der expliziten oder impliziten Absicht zu sterben". Der Begriff Suizidversuch wird im deutschsprachigen und amerikanischen Sprachraum verwendet, während im Vereinigten Königreich die Begriffe Selbstverletzung, absichtliche Selbstschädigung oder Parasuizid bevorzugt werden, wobei letzterer alle Formen der nicht tödlichen Selbstverletzung umfasst (Skegg, 2005). Absichtliche Selbstschädigung bzw. Selbstverletzung sind weit gefasste Begriffe, die von der „habituellen Selbstverletzung zur Emotionsregulation ohne Suizidabsicht" bis zum „ernsthaften Suizidversuch mit hoher Intention" reichen. Die Unterscheidung zwischen der „Ernsthaftigkeit der Absicht" und „angenommenen Intentionen" ist problematisch und im deutschen Sprachraum nicht üblich. Intention wird als Absicht verstanden, etwas verändern zu wollen. Dazu gehören beispielsweise der Wunsch, einem unerträglich gewordenen Leben ein Ende zu setzen; Erlösung aus einer unerträglichen Situation zu finden; einen Zustand der Ruhe zu finden; oder einen überwältigenden psychischen und emotionalen Schmerz zu beenden (Bronisch & Wolfersdorf, 2012; Hjelmeland & Hawton, 2004).

Der Begriff Suizidversuch, wie wir ihn in diesem Buch verwenden, umfasst das gesamte Spektrum an Intentionen, jedoch ohne die habituelle Selbstverletzung, wie wir sie bei Borderline-Persönlichkeitsstörungen sehen. *Suizidales Verhalten* schließt Suizid und Suizidversuche ein. *Suizidalität* meint Denk- und Verhaltensweisen von Menschen, die den Tod als möglichen Ausgang einer Handlung in Kauf nehmen (Wolfersdorf, 2000).

Interne und externe Attribution

Wenn Menschen das Verhalten anderer erklären, nehmen sie in der Sprache der Psychologie Attributionen vor (Zuschreibungen von Ursachen und Wirkungen von Handlungen). Als Außenstehende stehen uns meist nur lückenhafte Informationen zur Erklärung des Verhaltens anderer Menschen zur Verfügung. Dies ist besonders beim Suizid der Fall, da wir die verstorbene Person nicht mehr befragen können. Externe Attributionen basieren auf Theorien und Modellen, die wir uns über das Verhalten anderer Menschen machen. Ein Beispiel hierfür ist ein Medienbericht, der den Suizid eines Jugendlichen beispielsweise mit schlechten Schulnoten erklärt („Schlechte Noten in der Schule: Suizid!"). Auch das medizinische Modell hat die Tendenz zu externen Attributionen, indem psychische Störungen als Ursache von Suizid gesehen werden. Allan Buss (1978) argumentierte, dass es einen grundlegenden Unterschied gibt zwischen Erklärungen des Handelnden und denjenigen eines Außenstehenden. Beobachter neigen zu kausalen („Warum?") Erklärungen, z.B. „Herr B. hat sich das Leben genommen, weil ihm am Arbeitsplatz gekündigt wurde". Hingegen erklären die Betroffenen (Menschen, die einen Suizidversuch überlebt haben, oder Verstorbene in Abschiedsbriefen) ihre Handlung im Allgemeinen mit einer Absicht; im Englischen „reason" im Gegensatz zu „cause", z.B.: „Ich sah in diesem Moment Suizid als einzige mögliche Lösung, um meinem unerträglichen Zustand ein Ende zu setzen." Während Patienten innerpsychische Prozesse angeben, gehen Behandler oft von einem Ursache-Wirkungs-Prinzip aus. Der Außenstehende denkt dabei kausal, während der Patient innerpsychische Motive angibt.

1.2 Epidemiologie

Weltweit sterben jedes Jahr mehr als 800 000 Menschen durch *Suizid* (World Health Organization, WHO, 2019a). Dies entspricht einer

Suizidrate von 10,5 pro 100 000 Einwohner. Der Suizid ist die zweithäufigste Todesursache in der Altersgruppe der 15- bis 29-Jährigen; dabei traten 79 % der weltweiten Suizide im Jahr 2016 in Ländern mit niedrigen und mittleren Einkommen auf (World Health Organization, 2019a). Im Jahr 2016 war Suizid die zehnthäufigste Todesursache in den USA und forderte jährlich mehr als 39 000 Todesopfer (World Health Organiszation, 2019b). In der Europäischen Union sterben jedes Jahr mehr als 48 700 Menschen durch Suizid (Eurostat, 2020). Suizidales Verhalten hat erhebliche direkte und indirekte Folgen für das Gesundheitswesen und das soziale Umfeld eines Menschen (Shneidman, 1985). Die höchsten Raten finden sich in osteuropäischen Ländern wie Litauen, Slovenien, Lettland, Estland und Ungarn (Eurostat, 2020). Die Suizidrate ist bei Männern höher als bei Frauen. Ausnahmen bilden China, Bangladesch, Lesotho, Marokko und Myanmar, wo die Raten bei Frauen höher sind als bei Männern (World Health Organization, 2019b). Es besteht die Tendenz, dass die Suizidraten mit dem Alter steigen, vor allem bei Männern. Betrachtet man den Geschlechtsunterschied, sieht man, dass Männer (68 %) häufiger Methoden wählen, die mit hoher Wahrscheinlichkeit zu einem letalen Ausgang führen (z. B. Erschießen, Erhängen), als Frauen (32 %) (Reisch et al., 2011).

Die Zahl der *Suizidversuche* liegt um ein Vielfaches höher als die der Suizide. Pro Suizid geht man von mehr als 20 Suizidversuchen aus (Goldsmith et al., 2002). Der internationale Vergleich zeigt, dass es einen Zusammenhang zwischen der Anzahl von Suizidversuchen und Suizid gibt (Hawton et al., 1998a). Auch hier gilt, dass Suizidversuche die Ressourcen des Gesundheitswesens erheblich belasten. Suizidversuche führen in den USA zu mehr als 490 000 Notaufnahmebesuchen pro Jahr (National Center for Injury Prevention and Control, 2007). Umfragen, die dort in den Jahren 2009 und 2010 durchgeführt wurden, ergaben, dass schätzungsweise 8,6 Millionen Erwachsene in jedem der vergangenen Jahre ernsthafte Suizidgedanken hatten (SAMHSA, 2020). Nock und Kollegen (2008) stellten in einer Umfrage in 17 Ländern fest, dass die Wahrscheinlichkeit eines Suizidversuchs bei Personen mit Suizidgedanken bei 29 % lag und bei 56 %, wenn sie einen Suizidplan aufgestellt hatten. Kessler und Kollegen (1999) berichteten, dass 72 % der Personen mit Suizidgedanken im Laufe ihres Lebens einen Suizidversuch unternommen haben.

In der Schweiz wurde im Rahmen der *WHO/Monsue Multicenter Study on Suicidal Behavior* eine jährliche Inzidenz von 105,0/100 000 Einwohner festgestellt (Reisch et al., 2011). Die Untersuchung ergab weiterhin, dass mehr Frauen (57 %) als Männer (43 %) einen Suizidversuch unternehmen. Das Risiko eines Suizidversuchs war für junge Frauen in der Altersgruppe zwischen 20 und 29 Jahren am größten. In 42 % der Fälle fanden sich schon frühere Suizidversuche, die zu einem Kontakt mit einer medizinischen Einrichtung geführt hatten. Die häufigste Methode bei den Suizidversuchen war die Intoxikation, gefolgt von Schnittverletzungen als zweit- und dem Sprung aus der Höhe als dritthäufigster Methode (Reisch et al., 2011). Es konnte kein signifikanter Geschlechtsunterschied bezüglich der Methodenwahl bei den Suizidversuchen nachgewiesen werden.

1.3 Risikofaktoren und protektive Faktoren

Neuere Untersuchungen zeigen, dass Suizidgedanken und das individuelle Suizidrisiko (z. B. Hoffnungslosigkeit, Gefühl, eine Last zu sein) innerhalb sehr kurzer Zeiträume stark variieren (Hallensleben et al., 2018; Kleiman et al., 2017). Grundsätzlich kann man davon ausgehen, dass Menschen in suizidale Krisen kommen, wenn wichtige individuelle Lebensthemen bedroht sind und gleichzeitig Risikofaktoren vorliegen.

Risikofaktoren spiegeln typischerweise ein längerfristiges, aber nicht notwendigerweise unmittelbar bevorstehendes Risiko für eine suizidale Handlung wider. Ein erhöhtes Suizidrisiko kommt meistens durch das Zusammenwirken verschiedenster Faktoren zustande. Den größten Risikofaktor für einen Suizid(versuch) überhaupt stellt ein bereits erfolgter Suizidversuch in der Lebensgeschichte dar (Beautrais, 2004; Harris & Barraclough, 1997; Hawton et al., 1998b ; Bostwick, Pabbati, Geske & McKean, 2016). Dieses Risiko bleibt über Jahrzehnte hinweg unverändert hoch, wobei es im ersten Jahr nach einem Suizidversuch am höchsten ist (Bostwick et al., 2016; Jenkins et al., 2002; Runeson, 2002; Suominen et al., 2004). Dabei wiederholen im Durchschnitt 16 % der Menschen einen Suizidversuch im ersten Jahr (range: 12–25 %), wobei das Risiko in den ersten drei Monaten am größten ist (Owens et al., 2002).

Psychische Störungen stellen einen wichtigen Risikofaktor dar, allen voran die affektiven Störungen, Angststörungen, Psychosen und Persönlichkeitsstörungen (Harris & Barraclough, 1997; Beautrais, 2000; Nock et al., 2008). Affektive Störungen finden sich bei 50–70 % der Suizide (Clayton, 1983). Zwischen 25 und 50 % der Menschen mit einer bipolaren Störung begehen mindestens einen Suizidversuch in ihrem Leben (Goodwin & Jamison, 1990). Ihr Lebenszeitrisiko für Suizid liegt bei 15 % (Bostwick & Pankratz, 2000). Eine große Rolle spielen in diesem Zusammenhang die psychischen und sozialen Auswirkungen psychischer Störungen: Patienten erleben sich und ihre Umwelt während einer depressiven Episode sehr negativ, oft leiden sie unter Scham und Schuldgefühlen sowie negativen Gedanken. Weiter ziehen sie sich sozial zurück und haben große Mühe, sich jemandem anzuvertrauen, was das Suizidrisiko erhöht.

Einige soziodemografische Faktoren wie Alter, Geschlecht und Zivilstand werden mit einem erhöhten Suizidrisiko in Verbindung gebracht. Das relative Risiko für einen Suizid ist bei Menschen über 50 Jahre bis ins hohe Alter erhöht (Bertolote & Fleischman, 2002). Für den Suizidversuch ist es im Alter zwischen 15 und 34 Jahren am höchsten (Schmidtke et al., 2005). Dabei scheint es diesbezüglich Geschlechtsunterschiede zu geben: Männer haben bei zunehmendem Alter ein erhöhtes Risiko; Frauen hingegen sind in jungen Jahren am meisten gefährdet (Reisch et al., 2011). Bezüglich des Zivilstands fand Bronisch (2008), dass die meisten Suizide und Suizidversuche von Geschiedenen begangen werden (vor allem von Männern), gefolgt von Verwitweten und Ledigen. Ferner gilt suizidales Verhalten in der Familie als Risikofaktor (Hautzinger, 2010).

Darüber hinaus stehen individuelle Faktoren, wie frühe traumatische Erfahrungen, sexueller und/oder physischer Missbrauch, Gewalt in der Familie, Verlust eines Elternteils sowie emotionale Vernachlässigung mit einem erhöhten Suizidrisiko im Jugendalter in Zusammenhang (Bruffaerts et al., 2010). Dabei können emotionale Stressoren (z. B. Trennung und Scheidung, Kündigung, Versagen bei einer Prüfung) vor allem bei Menschen mit vorbestehender Vulnerabilität Auslöser einer suizidalen Krise sein. Weiter gelten chronische Erkrankungen mit geringer Heilungsaussicht, Substanzmissbrauch, Schlafstörungen, Impulsivität und Aggressivität als Risikofaktoren (Hautzinger, 2010). Bei 25–50 % aller Suizidversuche (insbesondere von älteren Menschen) liegt eine schwere körperliche Erkrankung vor, die oft mit chronischen Schmerzen oder physischer Behinderung verbunden ist (Stenager et al., 1994).

Auch umgebungsbedingte Faktoren können das Risiko für einen Suizidversuch erhöhen. So kennt man aus der wissenschaftlichen Literatur den sogenannten Werther-Effekt[3]. Phillips stellte in Übereinstimmung mit anderen Autoren bereits 1974 fest, dass Suizide in der Allgemein-

3 Begriff, der in der Medienforschung verwendet wird und den Effekt der Nachahmung berühmter Suizide in der Bevölkerung beschreibt. Der Begriff geht auf Goethes Roman „Die Leiden des jungen Werthers" aus dem Jahr 1774 zurück, der eine Welle von Nachahmungssuiziden ausgelöst hat.

bevölkerung statistisch ansteigen, wenn in den Zeitungen über prominente Suizide (wie beispielsweise Kurt Cobain) berichtet wird (siehe u.a. Niederkrotenthaler et al., 2012). Mehrere Studien haben gezeigt, dass gewisse Berichte über Suizide und Suizidversuche in den Medien (Zeitung, TV, Internet, etc.) zu Imitationshandlungen führten (Schmidtke & Schaller, 2000). Speziell konnte gezeigt werden, dass die Berichterstattung über Suizid-Hotspots die Häufigkeit suizidaler Handlungen beeinflussen kann (Reisch & Michel, 2005). In diesem Zusammenhang wird davon ausgegangen, dass Menschen mit suizidalem Erleben und Verhalten vermehrt psychische Repräsentationen ausbilden - man kann in gewissem Sinne von einer „Ansteckung" (Bandura & Walters, 1963; Welz & Möller, 1984) reden.

Protektive Faktoren hingegen können oft über längere Zeit hinweg Menschen davor schützen, suizidal zu handeln. Schützende soziodemografische Faktoren sind beispielsweise der Zivil- und Familienstand, die Religionszugehörigkeit, Alter und Geschlecht. Ein protektiver Faktor kann also die Ehe oder können Kinder sein (Bronisch, 2007; Heikkinen et al., 1995). Die geringste Suizid- und Suizidversuchsrate weisen verheiratete Männer und Frauen auf, wobei dieser Effekt noch stärker für Männer als für Frauen gilt. Auch spezifische Lebensphasen und das Alter wirken schützend. So konnten Reisch et al. (2011) beispielsweise zeigen, dass ältere Frauen weniger gefährdet sind, einen Suizidversuch zu unternehmen.

Des Weiteren können individuelle Faktoren protektiv wirken: Soziale Kompetenz, Kommunikationsfähigkeit, Selbstvertrauen, die Fähigkeit, Hilfe zu suchen, oder gute Bewältigungsstrategien können das Suizidrisiko verringern. Auch ein intaktes soziales Netz wirkt protektiv, weil Menschen dadurch eher emotionale und soziale Unterstützung erleben. Ferner spielt es eine Rolle, ob ein Mensch in der Krise noch lebensorientierte Perspektiven (persönliche oder berufliche) hat (Bronisch, 2007). Als Resilienz wird die Fähigkeit bezeichnet, Krisen durch den Rückgriff auf persönliche und sozial vermittelte Ressourcen zu meistern und als Anlass zur Entwicklung zu nutzen (Comer, 1995). Eine hohe Resilienz schützt demzufolge in Krisen vor Suizidalität.

Systematische Übersichtsarbeiten zeigen, dass vorangegangene stationäre psychiatrische Behandlungen, vorherige Suizidversuche, Suizidgedanken, ein niedriger sozio-ökonomischer Satus sowie belastende Lebensereignisse wohl als stärkste Prädiktoren für einen vollzogenen Suizid gelten (z.B. Franklin et al., 2017). Allerdings erhöht sich die Wahrscheinlichkeit, innerhalb eines Jahres an Suizid zu versterben, bei Vorliegen eines einzelnen Risikofaktors nur geringfügig. Selbst die Kategorisierung in Hoch- und Niedrigrisikopatienten anhand des Vorliegens multipler Risikofaktoren hat nur eine ungenügende Vorhersagekraft suizidalen Verhaltens zur Folge (Large et al., 2016). Trotz dieser Befunde sollte keinesfalls auf eine eingehende Risikoabschätzung verzichtet werden. Jedoch sollte das Fokus eher darauf liegen, individuelle Ansatzpunkte für eine spezifische Behandlung zu identifizieren, als eine Risikokategorisierung vorzunehmen (Teisman et al., 2019) (s. dazu Anhang 6: Einschätzung des Suizidrisikos).

1.4 Erklärungsmodelle

In der heutigen Literatur finden sich verschiedene Modelle suizidalen Verhaltens. Grundsätzlich kann man unterscheiden zwischen *medizinischen, biologischen, soziokulturellen* und *psychologischen Modellen.* Keines kann für sich beanspruchen, umfassend zu sein. Aus diesem Grund wird in der Folge von unterschiedlichen Perspektiven oder Sichtweisen gesprochen.

1.4.1 Medizinische Perspektive

In der medizinischen Sichtweise sind Suizid und Suizidversuche Folge von psychischen Erkrankungen. Dies wird mit Ergebnissen von verschiedenen retrospektiven Untersuchungen von Suiziden begründet, nach denen in 93–95 % der Suizidfälle Symptome einer psychiatrischen Diagnose vorlagen (Conwell et al., 1996; Harris & Barraclough, 1997; Robins et al., 1959). Bei 50–70 % der Suizidfälle wurde eine affektive Störung diagnostiziert, gefolgt von Suchterkrankungen, Persönlichkeitsstörungen und Schizophrenien (Clayton, 1983). Bei Suizidversuchen ist das Bild etwas anders: Während die Psychopathologie bei Patienten mit medizinisch ernsthaften Suizidhandlungen ähnlich den vollendeten Suiziden ist, werden bei den meisten Suizidversuchen, vor allem auch bei Jugendlichen und jungen Erwachsenen, Depressionen weniger häufig diagnostiziert (Gibb et al., 2005; Michel, 1988). Hier sind Suizidversuche oft Folge von akuten Belastungsreaktionen, die z. B. durch zwischenmenschliche Konflikte ausgelöst wurden.

Einen besonderen Stellenwert hat auch heute noch die sogenannte Gotland-Studie (Rutz et al., 1989). Sie konnte zeigen, dass auf der schwedischen Insel Gotland nach gezielter Fortbildung von Hausärzten in der Erkennung und Behandlung von Depressionen die Suizidrate über zwei Jahre hinweg signifikant gesenkt wurde (s. Kasten „Die typischen Merkmale einer Depression“, und Kap. 1.6.7). Allerdings wurde diese Studie nie repliziert.

Die typischen Merkmale einer Depression

Symptome einer Depression, mindestens zwei Wochen (nach ICD-10; Dilling et al., 2016):

- gedrückte Stimmung
- Verminderung von Antrieb und Aktivität
- Verlust von Freude
- Interessenverlust
- verminderte Konzentration und Aufmerksamkeit
- ausgeprägte Müdigkeit
- vermindertes Selbstwertgefühl und Selbstvertrauen
- Schuldgefühle und Gefühle von Wertlosigkeit
- gedrückte Stimmung
- negative und pessimistische Zukunftsperspektiven
- Schlafstörungen, frühmorgendliches Erwachen
- Morgentief
- deutlicher Appetitverlust, eventuell Appetitzunahme
- Gewichtsverlust oder -zunahme
- sozialer Rückzug
- Libidoverlust
- psychomotorische Hemmung oder Agitiertheit
- körperliche Beschwerden, ohne dass eine Ursache dafür gefunden wird, wie z. B. Kopf- oder Rückenschmerzen, Herzrasen, Magen-Darm-Beschwerden, Durchfall, Atembeschwerden, Unterleibsbeschwerden

Je nach Ausprägung der Symptomatik wird zwischen einer leichten, mittelgradigen oder schweren depressiven Episode unterschieden. Bei einer leichten depressiven Episode fühlt sich der Patient meist krank, kann aber trotz Leistungseinbußen seinen beruflichen und privaten Pflichten noch gerecht werden. Bei einer mittelgradigen depressiven Episode hat der Betroffene große Schwierigkeiten, alltägliche Aktivitäten fortzusetzen. Bei schwerer Depression ist er nicht mehr fähig dazu. Eine schwere depressive Episode kann auch mit psychotischen Symptomen einhergehen, z. B. mit Versündigungs- und Verarmungswahn oder Hören von Stimmen mit anklagendem (oder zum Suizid aufforderndem) Charakter.

Suizidales Verhalten ist keine Krankheit, psychische Störungen aber sind wesentliche Risikofaktoren. Die klinische Erfahrung zeigt jedoch, dass die Symptome einer Depression allzu oft unerkannt bleiben (Freeling et al., 1985) und die Patienten infolgedessen keine adäquate medikamentöse Behandlung erhalten (Isometsä et al., 1994).

In den letzten Jahren wurde die Rolle der Depression als Fokus in der Suizidprävention infrage gestellt (Nock et al., 2010). Linehan (2008) argumentierte, dass die Reduktion der Symptome psychischer Störungen nicht ausreicht, um die Inzidenz von Suizidversuchen oder Suiziden zu reduzieren. Suizidales Verhalten sollte nicht als eine Krankheit verstanden werden, sondern als eine Handlung. Und die Leitfrage in der Behandlung von Menschen mit suizidalem Verhalten und Depressionen sollte demnach sein: Was macht die Depression mit dem Menschen (z.B. Antriebslosigkeit, reduzierte Leistungsfähigkeit, Isolation, Rückzug)? Dabei bleibt die adäquate Behandlung psychischer Störungen eine zentrale Präventionsmaßnahme.

1.4.2 Biologische Perspektive

Die Exposition gegenüber frühen und wiederholten Stressoren kann dauerhafte Veränderungen in der emotionalen Regulation zur Folge haben. Das Stresssystem – insbesondere die HPA-Achse (*hypothalamic-pituitary-adrenal axis*), d.h. die Steuerung der Stresshormone Adrenalin und Cortisol durch Hypothalamus, Hypophyse und Nebennierenmark bzw. Nebennierenrinde – wird schon seit Langem mit Depressionen und Suizid in Verbindung gebracht (s. **Abb. 1-1**). Dieses System reagiert auf bedrohliche Situationen mit dem sogenannten Kampf-Flucht-Verhalten (Cannon, 1929). Für den Menschen geht es dabei nicht nur um äußere lebensbedrohliche Situationen, sondern, im Zusammenhang mit Depression und Suizid, um psychische bzw. psychosoziale Phänomene. Bedrohliche oder gar traumatische Ereignisse führen zur Erhöhung von CRH *(cortisol releasing hormone)*, was nicht nur die Ausschüttung von Cortisol bewirkt, sondern die Funktion von zahlreichen Regionen des Gehirns beeinflusst. Cortisol bindet im Gehirn, vor allem im Hippocampus, an Glucokortikoid-Rezeptoren, die normalerweise im Sinne einer Rückkoppelung hemmend auf die HPA-Achse wirken. Dieser Mechanismus ist bei Menschen mit Störungen des Stresssystems beeinträchtigt.

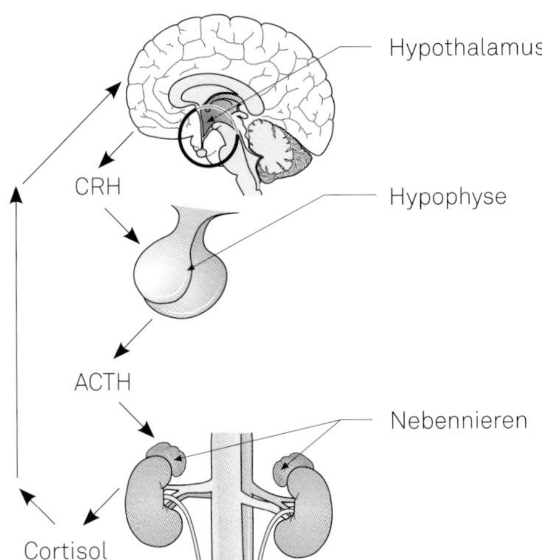

Abbildung 1-1: Die HPA-Achse. Die Funktion des Hypothalamus wird durch den Cortisolspiegel beeinflusst (CRH wird bei hohem Cortisolspiegel reduziert und bei tiefem Cortisolspiegel erhöht).

Die Funktion der HPA-Achse ist gewissermaßen der Spiegel der biologischen Stressresistenz eines Menschen. So haben Menschen, bei denen beim sogenannten Dexamethason-Test der Cortisolspiegel nach Verabreichung von Dexamethason nicht reduziert wird, ein erhöhtes Suizidrisiko (Coryell & Schlesser, 2001). Heute wissen wir, dass frühe Stresserfahrungen das Glucokortikoid-Rezeptor-Gen durch molekulare Mechanismen teilweise ausschalten können, was mit Depressionen, Angststörungen und Suizidalität im Erwachsenenalter in Verbindung gebracht wird (Heim et al., 2008; Labonte & Turecki, 2010).

Verschiedene Untersuchungen zeigten, dass bei Menschen, die durch Suizid starben, im frontalen Großhirn (präfrontaler Cortex, PFC) ein Mangel an Serotonin vorliegt (Arango et al., 1995, Oquendo et al., 2003). In bildgebenden Untersuchungen zeigte sich, dass Suizidalität mit einer reduzierten Aktivität in frontalen Hirnarealen verbunden ist. Es sind Regionen, die mit sogenannten exekutiven Funktionen (wie Planen, Abwägen, Entscheiden und Ausführen von Handlungen) und mit der Emotionsregulation verbunden sind.

Eine fMRI-Studie (fMRI: funktionelle Magnetresonanz) zu psychischem Schmerz, in der die Patienten gebeten wurden, sich an die suizidale Krise zu erinnern, zeigte in Übereinstimmung mit Ergebnissen aus Post-mortem-Studien eine verminderte neuronale Aktivierung in frontalen Kortikalisbereichen (Reisch et al., 2010). Die Studie zeigte, dass sich auch im nicht suizidalen Zustand durch die gelenkte Erinnerung der suizidale Ausnahmezustand mit dem dazugehörigen Muster der Hirnaktivierung auslösen lässt. Man spricht in diesem Zusammenhang von einem „suizidalen Modus" (s. den Kasten „Der suizidale Modus", S. 25). Man geht davon aus, dass der suizidale Modus neuronal abgespeichert wird, es kann daher auch von einem „neurobiologischen Modus" gesprochen werden.

In der therapeutischen Arbeit mit Patienten, die einen Suizidversuch unternommen haben, kann die neurobiologische Perspektive hilfreich sein, da sie den suizidalen Ausnahmezustand (suizidaler Modus) eher verständlich macht. Auf dieser Erfahrung basierend haben wir auch die biologische Perspektive in unsere Arbeit mit den Patienten einfließen lassen (s. dazu Anhang 4: „Suizid ist keine überlegte Handlung" und Kap. 2.5).

1.4.3 Soziokulturelle Perspektive

Der französische Soziologe Émile Durkheim (1897) analysierte als Erster systematisch die Todesursache-Statistiken mehrerer Länder Europas aus dem 19. Jahrhundert. Daraus entwickelte er die Theorie, dass suizidales Verhalten Folge des Verlustes der sozialen Integration des Individuums ist. Damit stimmt überein, dass fehlende soziale Integration für das Suizidrisiko von Migranten eine Rolle spielt (Wadsworth & Kubrin, 2007). Die These, dass Prozesse, die zu gesellschaftlichen Krisen und Instabilität führen, die Suizidrate ansteigen lassen, konnte Durkheim jedoch nicht belegen. Zwar scheint es einen Zusammenhang zwischen Arbeitslosenquote und Suizidrate zu geben, dieser ist aber nicht kausal. So kommt Platt (1984) beispielsweise zum Schluss, dass in vielen Fällen Menschen umgekehrt gerade deshalb arbeitslos geworden sind, weil sie unter psychischen Störungen litten.

Zweifellos prägen kulturelle und gesellschaftliche Faktoren das suizidale Verhalten. Dies lässt sich an den großen Unterschieden der Suizidraten und Suizidmethoden in den verschiedenen westlichen Ländern ablesen (Maris et al., 2000). So ist in Ländern wie den USA und der Schweiz – beides Staaten ohne strenge Waffengesetzgebung – bei Männern der Anteil an Suiziden durch Erschießen besonders hoch. In asiatischen Ländern ist wiederum eine Häufung von Suiziden durch Verbrennen von Holzkohle auffällig (Chan et al., 2005). In ähnlicher Weise hat die Medienberichterstattung über Suizid eine starke soziokulturelle Komponente (Pirkis & Nordentoft, 2011).

1.4.4 Psychologische Perspektive

Die Psychologie beschreibt verschiedene Modelle innerpsychischer Entwicklungen, die zum Suizid führen können. Der **psychoanalytische Ansatz** wurde maßgeblich von den Theorien Sigmund Freuds (1917) geprägt, der in seiner Arbeit „Trauer und Melancholie" erstmalig über die Entstehung von suizidalem Verhalten schrieb. Nach psychoanalytischer Theorie ist der Depressive infolge von Verlustangst an einen anderen Menschen in ambivalenter Weise gebunden. Kommt es zu einem realen oder fantasierten Verlust des anderen Menschen, kann die entstehende Aggression nicht nach außen gerichtet werden. Vielmehr wird das ambivalent besetzte Objekt in das *Ich* introjiziert. Die Aggression, die dem Objekt gilt, wird gegen das *Selbst* gewandt und äußert sich in Selbstabwertung und Suizidabsichten. Maltsberger und Buie (1974) identifizierten ausgeprägte „Suizidfantasien", d.h. unbewusste Beziehungsdynamiken, die zu suizidalem Verhalten führen. Suizid wird als Versuch der Lösung eines inneren Konflikts verstanden. Maltsberger (2004) argumentierte, dass der Suizid ein traumatischer Zustand der Desintegration ist, in dem, von Emotionen völlig überwältigt, der Angriff auf den Körper eine beruhigende Wirkung hat. Die gestörte Realitätsprüfung wird als ein vorübergehender psychotischer Moment verstanden. Von der suizidalen Person wird die Angst vor dem „Aufbrechen des Selbst" und der totalen Desintegration als weitaus schlimmer empfunden als der physische Tod.

Aus **bindungstheoretischer Sicht** spielt der in der Kindheit erlernte Bindungsstil für das Verständnis der Suizidalität eine wesentliche Rolle. Ausgehend von der Bindungstheorie (Bowlby, 1977) hat Mary Ainsworth (1989) vier Bindungsqualitäten unterschieden: der *sichere*, der *unsicher-vermeidende*, der *unsicher-ambivalente* und der *desorganisierte Bindungsstil*. Menschen mit sicherem Bindungsstil entwickeln emotionale Stabilität und erleben dadurch stabile zwischenmenschliche Beziehungen, die vor Suizidalität schützen. Erwachsene mit vermeidendem, ambivalentem und/oder desorganisiertem Bindungsstil sind unsicher gebunden und haben dadurch ein erhöhtes Risiko für psychische Störungen (Kail, 2004), was die Entwicklung von Suizidalität begünstigen kann. Suizid wird als Folge eines Zusammenbruchs der Bindungsmuster einer Person verstanden, wenn sich eine Person bei „Bedrohung" an niemanden wenden kann: „Ich fühle mich in diesen unerträglichen emotionalen Zuständen allein" (Allen, 2011). Der Tod erscheint gegenüber extremer emotionaler Isolation als bessere Alternative.

Fonagy und Kollegen (2002) haben sich mit den Folgen des unsicheren und des desorganisierten Bindungsstils bei der Borderline-Persönlichkeitsstörung befasst. Menschen mit einer Borderline-Persönlichkeitsstörung neigen zu überschießenden Stressreaktionen und in diesem Zusammenhang typischerweise zu selbstverletzendem und suizidalem Verhalten. Bateman und Fonagy (2008) führen dieses Verhalten auf die fehlende Fähigkeit zur Mentalisierung zurück. *Mentalisierung* meint die Fähigkeit, das eigene Verhalten oder das Verhalten anderer Menschen durch Zuschreibung mentaler Zustände angemessen zu interpretieren, oder in den Worten Holmes' (2006): „to see oneself from the outside, and others from the inside". Diese Fähigkeit wird normalerweise im Rahmen von sicheren Bindungserfahrungen entwickelt (s. dazu den Kasten „Der Therapeut als ‚sichere Basis'"). Die Mentalisierung ist vor allem in Stressreaktionen, ausgelöst durch die Unfähigkeit, mit drohenden Trennungen umzugehen, beeinträchtigt, was die Tendenz zu impulsivem und unreflektiertem Verhalten erklärt.

Der Therapeut als „sichere Basis"

Das Konzept der sicheren Basis (*secure base*) ist ein zentraler Begriff in der Bindungstheorie von John Bowlby (1907–1990), einem englischen Psychiater und Psychoanalytiker. Die Bindungstheorie besagt, dass der Mensch in der Entwicklungsphase eine vertrauensvolle Beziehung zu einer verlässlichen Person braucht, um ein gesundes und emotional stabiles Selbst zu entwickeln (Bowlby, 1998). Dabei spielt die Feinfühligkeit der Elternfiguren eine wesentliche Rolle: *Das Kind braucht Sicherheit, aber auch Autonomie*. Die Funktion der sicheren Basis kann mit derjenigen eines Meerhafens verglichen werden: Die Fischerboote fahren aus, aber bei aufkommendem Sturm kehren sie in den sicheren Hafen zurück. Bindungsverhalten zeigt sich im gesamten Leben, ist jedoch in guten Zeiten meist nicht ausgeprägt, sondern zeigt sich vor allem in Momenten, in denen unser inneres Gleichgewicht bedroht ist (nach John Bowlby „in times of calamity"). In diesem Sinne sollte der Therapeut dem Patienten eine sichere Basis bieten, die es dem Patienten ermöglicht, schmerzhafte Erfahrungen in der kürzeren und früheren Vergangenheit zu explorieren und diese therapeutisch zu bearbeiten. Dazu braucht der Patient eine auf Vertrauen basierende therapeutische Beziehung, in der er Verständnis und Unterstützung findet. Der Therapeut sollte hierbei als einfühlsam, ansprechbar, beständig und zuverlässig wahrgenommen werden (Holmes, 2001).

Das Konzept der sicheren Basis spielt in der Kurztherapie ASSIP eine wesentliche Rolle: Mit dem narrativen Interview wird eine Vertrauensbasis geschaffen, die die Grundlage für die weitere Bearbeitung der Suizidalität darstellt. Die Bedeutung der sicheren Basis zeigt sich im folgenden Abschnitt eines Briefes, den einer unserer Patienten ein Jahr nach dem Suizidversuch schrieb:

> *Sie werden erstaunt sein über meinen Bericht, aber leider war die Situation in den letzten Wochen für mich sehr schwierig. (...) Die Hoffnungslosigkeit brachte sofort wieder den Gedanken an einen Suizid auf, der sich zeitweilig über Tage erstreckte. In dieser Zeit war eigentlich die Möglichkeit, sich bei Ihnen melden zu dürfen, das Einzige, was mich im Glauben ließ, diese Situation heil überstehen zu können. Mittlerweile hat sich das Ganze wieder ein wenig normalisiert, sodass ich mich im Moment in einer viel stabileren Lage befinde. Ich würde mich auch weiterhin über das Zusenden Ihrer Briefe freuen.*

Ausgehend von der Tatsache, dass nach einem Suizidversuch das Risiko für weitere suizidale Krisen wesentlich erhöht ist, ist eine längerfristige therapeutische Verankerung von großer Bedeutung und wird durch das regelmäßige Zusenden von Briefen gewährleistet.

Aus **lerntheoretischer Sicht** ist der Suizid ein Verhalten (eine dysfunktionale Problemlösestrategie), das aus dem sozialen Umfeld erlernt wurde. So werden Häufungen von Suizidversuchen nicht nur in der Familie, sondern auch im Freundes- und Bekanntenkreis gefunden (Kreitman et al., 1969; Welz, 1979). Diesem Phänomen liegt die *Imitationshypothese* (Schmidtke & Häfner, 1986) zugrunde: Der Mensch lernt im Laufe seines Lebens, dass Suizid ein möglicher Ausweg aus einer schwierigen Situation ist (z.B. Suizid der Mutter). In diesem Zusammenhang spricht man auch vom *Modelllernen* (Bandura, 1976) und bezeichnet damit suizidales Verhalten, das durch die Nachahmung eines modellhaften Suizids einer – oft in der Öffentlichkeit bekannten, aber beispielsweise auch in der Familie oder dem Bekanntenkreis erlebten – Person ausgelöst wird. Der *Werther-Effekt* beschreibt Imitationshandlungen als Folge von Medienberichterstattung (Phillips, 1974). So legten Sonneck und Kollegen (1994) die ansteckende Wirkung der Berichterstattung über U-Bahn-Suizide in Wien dar. Schmidtke und Häfner (1986) fanden in ihrer Untersuchung über die Folgen der Fernsehserie „Tod eines Schülers“ ebenfalls einen eindrücklichen Nachahmungseffekt. Demnach kann es in der Arbeit mit suizidalen Patienten wichtig sein, nach Quellen des Lernens durch frühe Exposition gegenüber suizidalem Verhalten beispielsweise in der Familie und im Bekanntenkreis zu fragen.

Der **kognitiv-verhaltenstherapeutische Ansatz** erklärt suizidales Verhalten mittels dysfunktionaler Denkschemata und dysfunktionalen Verhaltens. Aus einer Tendenz zur negativen Wahrnehmung des eigenen Selbst, der Umwelt und der Zukunft entsteht Hoffnungslosigkeit und die Überzeugung, dass Suizid die einzige Möglichkeit darstellt, um diesen Zustand zu verändern (Bronisch, 2007). Damit einher geht die Theorie von Baumeister (1990), der den Suizid als Flucht vor einem unerträglich gewordenen Selbst beschreibt. Dabei werden die Ursachen für Misserfolge und Enttäuschungen im Leben der eigenen Person zugeschrieben. Die Folge ist ein kognitiver Zusammenbruch (Dekonstruktion) des Selbst. In diesem Zustand sind Langzeitperspektiven nicht mehr präsent und das Leben verliert seinen Sinn. Wesentlich sind dabei hohe Ansprüche an die eigene Person und die Unfähigkeit, mit negativen Erfahrungen umzugehen.

Im *kognitiv-verhaltenstherapeutischen Modell* spielen Interpretationen von persönlichen Erfahrungen in einem psychosozialen Kontext eine zentrale Rolle. Dysfunktionale Kognitionen basieren auf lebensgeschichtlich erworbenen Schemata und können durch spezifische

Ereignisse (Trigger) automatisch reaktiviert werden. Auslöser können innerer oder äußerer Natur sein. Es bildet sich über die Zeit hinweg ein sogenannter suizidaler Modus (s. den Kasten „Der suizidale Modus") aus. Ein kognitiv-emotional-vegetativ-behaviorales Reaktionsmuster, das im Sinne eines *circulus vitiosus* die Person in eine negative Spirale bringt, aus der das Individuum außer durch Suizid oft keinen Ausweg mehr sieht (Rudd, 2000). Typische dysfunktionale Grundannahmen sind:

Ich bin es nicht wert, geliebt/respektiert zu werden.

Ich bin dem nicht gewachsen.

Ich ertrage diese Gefühle/Gedanken nicht mehr.

Ich bin für andere nur noch eine Last.

Der suizidale Modus

Der Begriff stammt aus der Verhaltenstherapie (Beck, 1996) und meint einen mentalen Zustand, der die Funktion hat, den Organismus auf den Umgang mit außergewöhnlichen, meist bedrohlichen Situationen vorzubereiten. Dieser Zustand umfasst grundlegende Aspekte wie Kognitionen, Emotionen, vegetative Symptome und Verhaltensmuster eines Menschen. Das Spezielle am Modus ist, dass ihn, wenn einmal etabliert, individuelle Auslöser (Trigger) aktivieren können (*switch on*). In der Suizidforschung hat sich der Begriff des suizidalen Modus (Rudd, 2000) für das Verständnis plötzlicher suizidaler Zustände, wie sie viele Patienten berichten, als besonders nützlich erwiesen:

- Die Gedanken sind darauf eingeengt, einem unerträglichen seelischen Zustand ein Ende setzen zu müssen (langfristige Lebensziele sind nicht mehr im Fokus). Beispielsweise: „Ich bin ein Versager, ich möchte dem allem ein Ende setzen."
- Emotional wird der Zustand als extremer seelischer Schmerz (*mental pain:* s. auch Kap. 2.1.5) erlebt. Patienten berichten, dass dieser Schmerz schlimmer sei als körperlicher Schmerz. „Ich halte diesen Schmerz nicht mehr aus." Der Suizid als Option, um diesen unerträglichen Schmerz zu beenden.
- Körperfunktionen werden im Sinne eines akuten Stresszustands verändert wahrgenommen: Herzklopfen, inneres Beben, Schwindel, Atemnot etc. „Ich spürte meinen Körper nicht mehr, ich war wie in Trance."
- Im Verhalten wird beispielsweise eine Fluchttendenz oder Rückzug erlebt.

Ein Modus hat typischerweise einen On-off-Mechanismus und kann sofort – nicht selten wie aus dem Nichts – auftreten. Er kann teils unbewusst, teils bewusst ablaufen. Ein wesentliches Merkmal ist, dass die Dauer des suizidalen Modus zeitlich limitiert ist. In der Therapie geht es unter anderem darum, dass Menschen mit suizidalem Erleben und Verhalten lernen, wie sie den suizidalen Ausnahmezustand frühzeitig erkennen und ohne Suizidhandlung zum Abklingen bringen können. Wesentlich sind dabei das Erkennen von (Früh-)Warnzeichen und der Aufbau von Fertigkeiten (*Strategien*) für den Umgang mit typischen Auslösesituationen und für die Emotionsregulation.

In der suizidalen Krise entsteht oft eine Kombination von negativen Kognitionen über das Selbst, die Umgebung und die Zukunft (kognitive Triade): „Ich bin wertlos; andere wenden sich von mir ab; es gibt keine Hoffnung auf eine Änderung." Emotionale Schemata umfassen depressive Stimmung, Scham, seelischen Schmerz und Angst. Körperliche Symptome sind beispielsweise innere Unruhe, Fluchttendenz, Herzklopfen, Atemnot, Kopfweh, Schwindel bis hin zur Dissoziation. Typische dysfunktionale Verhaltensmuster sind sozialer Rückzug, Beschäftigung mit Suizid und Suizidmethoden,

Vorbereitungshandlungen, Suizid und Suizidversuche (Rudd, 2000).

Auch das *kognitive Modell suizidaler Handlungen* von Wenzel und Beck (2008) geht von dysfunktionalen Kognitionen als zentralem Risikofaktor aus. Die Entwicklung von Suizidgedanken und suizidalem Verhalten setzt demnach eine anhaltende Hoffnungslosigkeit („Ich werde es nie schaffen, etwas zu verändern") bei gleichzeitigem Gefühl der Unerträglichkeit („Ich halte es nicht mehr aus") voraus. Bei der Entwicklung sogenannter Suizidschemata spielen dispositionelle Vulnerabilitätsfaktoren (z. B. Impulsivität, selektive Aufmerksamkeit, Problemlösedefizite, Perfektionismus), externe Stressoren (z. B. Trennung, Probleme am Arbeitsplatz), aber auch Prozesse psychischer Störungen eine Rolle. Bei der Aktivierung suizidrelevanter Schemata findet ein Aufschaukelungsprozess (Hoffnungslosigkeit, selektive Aufmerksamkeit, kognitive Einengung/Dekonstruktion) statt, in dem der Suizid zur einzigen Lösung wird. Beim Überschreiten der individuellen Belastungsgrenze (zunehmende Hoffnungslosigkeit, Dauer/Schwere/Intensität von Suizidgedanken) kommt es zur suizidalen Handlung. Der Übergang von Suizidgedanken zu Suizidhandlungen ist dabei abhängig von individuellen Erfahrungen (z. B. Stress, Schmerz, Verletzungen) und dispositionellen Faktoren (z. B. Resilienz).

Nach der *Konsistenztheorie* von Klaus Grawe (1998, 2004a) strebt der menschliche Organismus nach Kongruenz im psychischen Geschehen, d. h. nach Konsistenz gleichzeitig ablaufender neuronaler und psychischer Prozesse. Ihr zufolge bilden sich in der Interaktion mit der Umwelt motivationale Schemata, die der Befriedigung von evolutionär angelegten menschlichen Bedürfnissen (Orientierung/Kontrolle, Lustgewinn/Unlustvermeidung, Bindung, Selbstwerterhöhung/-schutz) dienen. Grawe (1998) zufolge kommt es zu einem Suizid, wenn sich ein Individuum in einem Zustand unerträglich starker Inkongruenz befindet. Inkongruenz entsteht dann, wenn es einem Menschen nicht gelingt, sein Leben entsprechend seinen intentionalen Zielen zu leben (Grosse-Holtforth & Grawe, 2004; Itten et al., 2004). Der Suizid ist demzufolge die destruktive Möglichkeit, den ständigen Bewusstwerdungsdruck immer unerträglicher werdender Inkongruenz zu reduzieren. Um eine Veränderung im Erleben und Verhalten zu bewirken, muss eine Anpassung des Selbst durch Umstrukturierung stattfinden (Grawe, 1998). Das gleiche Veränderungskonzept eines Prozess-Erfahrungs-Ansatzes wird von Greenberg und Kollegen (1993) vertreten.

Die *Interpersonale Theorie suizidalen Verhaltens* von Thomas Joiner (Interpersonal-Psychological Theory of Suicidal Behavior, IPT; Joiner, 2005) nimmt an, dass bestimmte Voraussetzungen erfüllt sein müssen, damit Menschen Suizid begehen können. Zum einen muss der Wunsch vorhanden sein, sich das Leben zu nehmen, zum andern muss die erworbene Fähigkeit dazu bestehen. Erstere Voraussetzung ist erfüllt, wenn zwei psychische Zustände über einen bestimmten Zeitraum gleichzeitig vorhanden sind: die Wahrnehmung, nicht Teil einer wertgeschätzten Gruppe zu sein *(thwarted belongingness)*, und das Gefühl, für andere eine Last zu sein *(perceived burdensomeness)*. Zur suizidalen Handlung kommt es erst, wenn der Wunsch zu sterben mit der erworbenen Befähigung *(acquired capability)*, sich zu suizidieren, einhergeht. Dies kann nach wiederholter Erfahrung von psychischem Schmerz geschehen. Zu diesem Modell des Suizides gehört die Annahme, dass sich der Mensch durch wiederholte suizidale Krisen und schmerzhafte Erfahrungen an Schmerz wie an die Angst vor Selbstverletzung gewöhnt.

Das *Integrative Motivational-Volitionale Modell der Suizidalität* (Integrated Motivational-Volitional Model of Suicidal Behaviour, IMV; O'Connor, 2011; O'Connor & Kirtley, 2018) geht davon aus, dass suizidales Verhalten durch ein komplexes Zusammenspiel von Biologie, Psychologie, Umwelt und Kultur gekennzeichnet ist (O'Connor, 2011). Dabei unterscheiden sich die Faktoren, die mit der Entwicklung von Suizidgedanken und Absichten verbunden sind, von denen, die den Übergang von Suizidgedanken zu Suizidversuchen/Suizid steuern. Der suizidale Prozess unterteilt sich in drei Phasen: 1) die prämotivationale Phase (Diathese, Umwelt und Lebensereignisse), in der Erlebnisse als niederschmetternd/demütigend erlebt werden und das Gefühl des Gefangenseins erzeugen, 2) die motivationale Phase (Suizidgedanken und Absichtsbildung), in der der Eindruck des Gefangenseins zu Suizidgedanken führt, und 3) die volitionale Phase (Verhalten, Suizidhandlung), in der es zu tatsächlichen Handlungen kommt. In allen drei Phasen kann der suizidale Prozess durch therapeutische Interventionen unterschiedlich gehemmt werden. Das IMV-Modell geht davon aus, dass die Erwägung meistens nicht direkt in die Entschluss- und Umsetzungsphase mündet, sondern dass eine (längerfristige) Entwicklung stattfindet, die von zahlreichen Faktoren beeinflusst (verstärkt oder aufgehalten) wird und von starker Ambivalenz geprägt ist (Wolfersdorf, 2008). Während der Ambivalenz der Entscheidungsfindung ist es möglich, auf unterschiedlichste Weise therapeutisch zu intervenieren, um die weitere suizidale Entwicklung aufzuhalten.

Eine etwas andere Perspektive ergibt sich aus der **Handlungstheorie**. Diese basiert auf der Annahme, dass Ziele bzw. Zielvorstellungen das menschliche Verhalten prägen (Carver & Scheier, 1990). Individuelle Ziele können bewusst oder unbewusst sein. Sie sind hierarchisch geordnet: Übergeordnete Ziele sind Lebensziele, die wichtig für unsere persönliche Identität bzw. unser Selbst sind (z.B. etwas Sinnvolles zu leisten, Anerkennung zu finden). Auf einer tieferen Ebene finden sich Ziele im Zusammenhang mit Projekten (z.B. Ausbildung, Arbeit, Beziehungen) und auf der Handlungsebene die sichtbaren Handlungen (z.B. zur Schule gehen, einkaufen gehen). Handlungen werden demnach als grundsätzlich zielorientiert verstanden. Sie haben eine Entstehungsgeschichte: Sie entwickeln sich aus einem Gedanken, der zu einem Plan reift, werden oft durch ein äußeres Ereignis ausgelöst und in die Tat umgesetzt. Weiter werden sie durch soziale Einflüsse, also durch andere Personen, beeinflusst.

Michel und Valach (1997) schlugen anhand einer Fallstudie ein handlungstheoretisch fundiertes Modell suizidalen Verhaltens vor. In diesem Modell wird der Suizid als eine Alternative zu den ursprünglichen Lebenszielen gesehen, die sich beispielsweise auf beziehungsbezogene Ziele (z.B. Aufrechterhaltung einer guten Partnerschaft) oder arbeitsbezogene Ziele (z.B. Erzielung eines sicheren Einkommens zur Unterstützung der Familie) beziehen können. In kritischen Zeiten, in denen die Selbstwahrnehmung einer Person sehr negativ ist („Ich bin ein Versager"), kann der Suizid als Lösung für eine subjektiv unerträgliche Situation erscheinen (Ziel: dem allem ein Ende setzen). In diesen Momenten kann der Wunsch, „dem allem ein Ende zu setzen", vorübergehend zum wichtigsten hierarchischen Ziel werden und lebensorientierte Ziele ersetzen. Eine emotionale Reaktion auf ein Auslöseereignis dient als „Energizer", der eine Absicht in eine endgültige suizidale Handlung verwandeln kann (Valach, Young & Michel, 2010). Nach einem Suizidversuch können lebensorientierte Ziele rasch wieder in den Vordergrund rücken. So ist es beispielsweise nicht ungewöhnlich, dass ein Patient nach einem Suizidversuch am nächsten Morgen zur Arbeit gehen möchte.

Ein handlungstheoretisches Modell impliziert, dass die Art und Weise, wie Menschen den Handlungen anderer einen Sinn geben und wie Menschen ihre eigenen Handlungen kommunizieren, durch Erzählungen geschieht. Menschen sind in der Lage, über die Prozesse, die dem suizidalen Verhalten vorausgehen, zu berichten und die Geschichte der Entwicklung zur Suizidhandlung zu erzählen (Valach, Young & Lynam, 2002). Wesentlich ist dabei, dass Menschen in eine existenzielle Krise geraten können, wenn durch negative Erlebnisse (z. B. drohende Trennung) oder Veränderungen (z. B. eine depressive Symptomatik) wichtige Lebensziele bedroht werden. Führt dies zur Ablehnung des Selbst und zu einem als unerträglich empfundenen seelischen Schmerz, kann der Suizid als Ausweg erscheinen.

1.5 Suizidprävention

Im WHO-Aktionsplan für psychische Gesundheit 2013–2020 haben sich die Mitgliedstaaten der WHO verpflichtet, auf das globale Ziel hinzuarbeiten, die Suizidrate bis 2020 um 10 % zu senken. In der Suizidprävention geht es grundsätzlich darum, Faktoren, die für die Entstehung eines Gesundheitsproblems eine Rolle spielen, zu beeinflussen. Man unterscheidet dabei die Primär-, Sekundär- und Tertiärprävention.

Unter **Primärprävention** fallen Maßnahmen zur Förderung der Gesundheit durch Beeinflussung von Faktoren, welche das Wohlbefinden einer Person beeinträchtigen können. Darunter fallen z. B. Maßnahmen zur Verbesserung der familiären Situation in der Kindheit und Jugend sowie Sucht- und Gewaltprävention. Dies sind beispielsweise Programme zur Gesundheitsförderung, wie öffentliche Aufklärungskampagnen oder schulbasierte Programme. Öffentliche Aufklärungsprogramme zielen darauf ab, Stigmatisierung und Diskriminierung im Zusammenhang mit psychischen Störungen und suizidalem Verhalten abzubauen, welche Gründe dafür sein können, dass Menschen in der Krise keine Hilfe suchen. Schulbasierte Programme fördern nicht nur das Bewusstsein für psychische Probleme und Depressionen, sondern konzentrieren sich auch auf schützende Faktoren gegen Suizid, wie beispielsweise zwischenmenschliche Problemlösungsfähigkeiten, die Suche nach Hilfe für sich selbst oder Freunde und die Stärkung des Selbstwertgefühls (Goldsmith et al., 2002).

Die **Sekundärprävention** setzt im Frühstadium der Gesundheitsstörung ein, mit dem Ziel der Früherkennung oder Eindämmung ihres Fortschreitens, um Chronifizierung zu verhindern. In der Suizidprävention hat sich der Fokus insofern verändert, als dass man heute davon ausgeht, dass psychische Störungen nicht Ursache, sondern Risikofaktoren für Suizid sind und deren Behandlung einen wesentlichen Aspekt der sekundären und tertiären Suizidprävention darstellt. Dabei steht die Förderung und Umsetzung wirksamer klinischer und professioneller Praktiken zur Identifizierung, Beurteilung und Behandlung von Personen, die hinsichtlich suizidalen Verhaltens gefährdet sind, im Fokus. Zielgruppen sind Personen, die beispielsweise an psychischen Störungen oder unter Traumata leiden. Die Prävention umfasst beispielsweise Ausbildungsprogramme für sogenannte Gatekeepers (z. B. Hausärzte, Schulberater), die sich mit Risikogruppen wie Jugendlichen, älteren Menschen, Armeeangehörigen und Minderheiten befassen (s. beispielsweise Gotland-Studie, Rutz et al., 1989). Verschiedene nationale Kampagnen haben sich darauf konzentriert, Ärzte (wie auch anderes Gesundheitsfachpersonal) *und* Bevölkerung über die Diagnose Depression aufzuklären, um das damit verbundene Stigma zu reduzieren. Dabei wird suizidales Verhalten als multifaktorielles Problem der psychischen Gesundheit verstanden. So erstaunt es nicht, dass ein an sich erfolgreiches Präventionsprojekt wie das *Nürnberger Bündnis gegen Depression* (s. www.buendnis-depression.de) zahlreiche unterschiedliche Ansatzpunkte hatte (Hegerl et al., 2006). Diese reichten von PR-Aktivitäten, der Aufklärung der Öffentlichkeit, Richtlinien für die Medienberichterstattung über die Zusammenarbeit mit Multiplikatoren wie Pfarrer, Lehrer, Altenpflegekräfte etc., Angeboten für Betroffene und Angehörige, bis hin zur engen Kooperation mit Hausärzten.

Ziel der **Tertiärprävention** ist es, das Risiko eines Rückfalls oder der Chronifizierung einer Erkrankung bei den Betroffenen zu verringern. In der Suizidprävention geht es dabei um die professionelle Behandlung von Menschen, die als suizidgefährdet identifiziert wurden, insbesondere Personen mit einer Vorgeschichte suizidalen Verhaltens, wobei der Suizidversuch als der wichtigste Risikofaktor für weiteres suizidales Verhalten gilt (Runeson, 2002).

Das *Surgeon General's Call to Action* veröffentlichte 2021 seine Nationale Strategie zur Suizidprävention (U.S. Department of Health and Human Services, 2021). Darin werden eine Reihe spezifischer präventiver Maßnahmen aufgelistet, die Gemeinden und Einzelpersonen ergreifen können, um die Suizidrate zu senken und die Resilienz zu verbessern. Neben Elementen zur Primär- und Sekundärprävention steht die Einführung evidenzbasierter Behandlungen bei Suizidrisiko, unter welchen neu auch ASSIP aufgeführt wurde, im Fokus der Empfehlungen. Hinzu kommt die Verbesserung der Krisenversorgung und die Stärkung der Übergänge im Versorgungssystem. Dabei soll z.B. die Ausbildung von Gesundheitsfachpersonal gefördert werden, um die Erkennung und Behandlung suizidgefährdeter Menschen zu verbessern. Weitere Empfehlungen sind u.a. die Verbesserung der patientenzentrierten Versorgung, die Stärkung einer wirksamen therapeutischen Allianz, die Erhöhung der Resilienz, die Entwicklung spezifischer klinischer Interventionen wie Notfallpläne, die Anpassung klinischer Ansätze an die Bedürfnisse der Patienten (z.B. zugrunde liegende psychiatrische Störungen und/oder Störungen des Substanzkonsums), der einfache Zugang zu Krisenzentren, die Kontinuität der Versorgung einschließlich der unmittelbaren Nachsorge nach der Entlassung aus einer stationären Einheit und die Befähigung von Familien und wichtigen anderen in Behandlung befindlichen Personen. Rogers und Soyka (2004) betonen die Unzulänglichkeiten eines *„One size fits all"*-Ansatzes für Suizidpatienten, der für das traditionelle medizinische Modell charakteristisch ist. Lizardi und Stanley (2010) weisen auf die Notwendigkeit einer individualisierten Risikoeinschätzung hin und betonen die Bedeutung des Behandlungsengagements, was heißt, „sich dem therapeutischen Prozess zu verpflichten und aktiv an einer kooperativen Beziehung mit einem Therapeuten teilzunehmen, um an der Verbesserung des eigenen Zustands zu arbeiten".

Die in diesem Manual vorgestellte Kurztherapie ASSIP ist eine typische Form der angezeigten Präventionsmaßnahmen für Hochrisikopatienten mit einer Vorgeschichte von suizidalem Verhalten. Sie legt speziellen Wert auf ein patientenorientiertes Verständnis von suizidalem Erleben und Verhalten und ist auf die Schaffung einer therapeutischen Allianz ausgerichtet, die den Grundstein für die Erarbeitung eines wirksamen Krisenplans legt.

1.6 Klinische Suizidforschung und ihre Bedeutung für ASSIP

1.6.1 Ausgangssituation – Herausforderung

Im ersten Jahr nach einem Suizidversuch sterben rund 1,6 % der Menschen an Suizid und in den darauffolgenden zehn Jahren ca. 4 % der Betroffenen (Carroll et al., 2014). Das Risiko eines erneuten Suizidversuchs ist um ein Vielfaches höher. Im ersten Jahr geht man von 15 bis 25 % und im weiteren Verlauf von 20 bis 28 % der Patienten aus (Gibb et al., 2005; Owens et al., 2002). Dabei ist das Risiko von Suizidhandlungen unmittelbar nach Klinikentlassung am höchsten (Horwitz et al., 2015). Hintergründe hierfür sind zum einen die unzureichende Verfügbarkeit von suizidspezifischen Angeboten innerhalb der Gesundheitssysteme. Zum andern erweisen sich die Übergänge und die Vernetzung im Behandlungssetting (z.B. zwischen Klinik und ambulanter Langzeitbehandlung) als ungenügend. Auch Angehörige werden dabei noch zu wenig einbezogen.

Die routinemäßige stationäre Behandlung scheint wenig präventiven Effekt auf das suizidale Verhalten zu haben, da die meisten Notfallbehandlungen hauptsächlich darauf ausgerichtet sind, Menschen mit hohem Risiko zu erkennen und lebensrettende Maßnahmen einzuleiten. Dabei geht es um die kurzfristige „Sicherung" des Lebens und die Behandlung von assoziierten Symptomen wie Schlafstörungen, Angst und Depression. Erstaunlicherweise konnte bis jetzt nur von wenigen Methoden der Nachbehandlung gezeigt werden, dass sie das erhöhte Suizidrisiko nach einem Suizidversuch längerfristig reduzieren (Hofstra et al., 2019; Zalsman et al., 2016).

Eines der Probleme liegt darin, dass die Kommunikation über suizidales Erleben und Verhalten zwischen Patient und Therapeut oft nicht zustande kommt. Isometsä und Kollegen (1995) beispielsweise fanden in ihrer Studie, dass bei 571 Fällen von vollendetem Suizid in der letzten Konsultation vor dem Suizid nur in 22 % der Fälle das Thema Suizidgedanken angesprochen wurde. Dies war bei Psychiatern in 39 %, bei Hausärzten in 11 % und bei Spezialärzten in 6 % der Konsultationen der Fall. Das mag auf den ersten Blick erstaunen, ist aber doch verständlich, denn die Erfahrung zeigt, dass Menschen mit suizidalem Erleben und Verhalten sehr vieles von dem, was in ihrem Kopf vorgeht, für sich behalten. Für viele sind Suizidgedanken etwas Geheimes, Privates, das sie sich „nicht nehmen lassen" wollen. Der suizidgefährdete Mensch braucht eine spezielle Art der Kommunikation und spezielle Angebote, um über seine Gefühle, Gedanken und Handlungsimpulse sprechen zu können, damit diese Kommunikationsprobleme zwischen Helfer und gefährdetem Menschen überbrückt werden.

Ein weiterer Aspekt in der herausfordernden Behandlung von Menschen mit suizidalem Erleben und Verhalten ist die Tatsache, dass Patienten nach einem Suizidversuch sehr häufig die Termine für eine Nachbehandlung nicht einhalten und annähernd 50 % die Therapie frühzeitig abbrechen (Monti et al., 2003; Grimholt et al., 2012; Lizardi & Stanley, 2010). Oft fühlen sich Menschen, die einen Suizidversuch unternommen haben, nicht krank oder wollen ihre Probleme selbst lösen (Bruffaerts et al., 2011). Hinzu kommt bei einem offenen Gespräch über Suizidgedanken die Angst vor Stigmatisierung und (unfreiwilliger) Hospitalisation (Hom et al., 2015). Patienten leiden nach einem Suizidversuch nicht selten unter Scham und Schuldgefühlen oder erleben einen Spannungsabbau (Berk et al., 2004; Hawton et al., 2016). Die Tatsache, dass nur 10 % der Patienten nach einem Suizidversuch angaben, dass ihnen ein Arzt in der suizidalen Krise vielleicht hätte helfen können (Michel et al., 1994), kann unter anderem dadurch erklärt werden, dass der suizidale Patient und medizinische Fachpersonen oft unterschiedliche Vorstellungen von suizidalem Verhalten und Erleben haben. Eine 39-jährige Patientin meinte diesbezüglich nach ihrer stationären Behandlung:

> Was mich im Spital am meisten geärgert hat, war immer wieder diese Frage, ob ich es nochmals tun würde. Sie waren überhaupt nicht an mir und meinen Gefühlen interessiert. Das Leben ist nicht eine derart sachliche Angelegenheit, und wenn ich ehrlich bin, konnte ich nicht sagen, dass ich es nicht nochmals versuchen würde. Was mir klar wurde, war, dass ich keinem dieser Ärzte genügend vertraute, um offen über mich zu sprechen.

Patienten bevorzugen Notfall- und Nachsorgekontakte durch Sozialarbeiter und Krankenschwestern gegenüber denen von Ärzten (Treolar & Pinfold, 1993). Dies ist nicht überraschend, da medizinisches Fachpersonal bei suizidalen Patienten dazu neigt, sich auf die Symptome psychischer Störungen zu konzentrieren. Oft sind sie verantwortlich für die Risikoabschätzung, die Durchführung angemessener Sicherheitsmaßnahmen und die Behandlung der zugrunde liegenden psychischen Störung. Als Therapeuten sollten sie jedoch gute und einfühlsame Zuhörer sein und auf ein gemeinsames Verständnis der sehr individuellen und subjektiven Erfahrung des Patienten hinarbeiten. Für das Verständnis des suizidalen Verhaltens ist der Patient der Experte seines inneren Erlebens und seiner Geschichte, während bei der Einschätzung und Beurteilung der Suizidalität der Behandler der Experte ist. Demzufolge ist es elementar, mit dem Menschen mit suizidalem Erleben und Verhalten eine vertrauensvolle Beziehung aufzubauen, um eine offene Kommunikation zu ermöglichen.

Die Erfahrung zeigt, dass es nach der suizidalen Handlung ein Zeitfenster gibt, in welchem Patienten erreichbar sind. Zu diesem Zeitpunkt sind Patienten häufig offen, über ihre emotionalen und kognitiven Erfahrungen im Zusammenhang mit der suizidalen Krise zu sprechen, insbesondere wenn der Kliniker bereit ist, die intrasubjektive Bedeutung der Handlung mit dem Patienten zu erkunden. In solch einem kritischen Moment im Leben eines Patienten kann das Gespräch mit einer anderen Person zum Wendepunkt werden. Dies erfordert jedoch auch im Umfeld der Notaufnahme die Bereitschaft des Klinikers, sich in den Patienten hineinzuversetzen, um die innere Logik seines suizidalen Prozesses zu verstehen. Wenn der Patient in einem ersten Beurteilungsgespräch eine therapeutische Beziehung herstellen kann, beispielsweise durch ein narratives Interview, erhöht dies die Motivation des Patienten zur weiterführenden Behandlung (Michel et al., 2002). Dabei ist die individualisierte Risikobewertung und Planung des weiteren Vorgehens, in Zusammenarbeit mit dem Patienten, dem Narrativ nachgestellt und nicht minder von Bedeutung (s. mehr dazu im Anhang 6: „Einschätzung des Suizidrisikos"). Therapieprogramme, die möglichst bereits während des Notfallprozedere einsetzen, können helfen, das Suizidrisiko zu reduzieren, indem sie die Patienten nach einer ersten Kontaktaufnahme in eine therapeutische Beziehung einbinden und dadurch das Behandlungsengagement der Patienten erhöhen. Allerdings ist eine einfache, kurzfristige Krisenintervention dabei ungenügend (Rogers & Soyka, 2004). Dafür scheinen sogenannte *Outreach*-Elemente (z.B. Telefon-, Briefkontakte) mit einem längerfristigen Kontaktangebot im Übergang zwischen Krisenkontakt und Nachsorge eine hilfreiche Ergänzung zu sein (Hepp et al., 2004; Inagaki et al., 2019).

1.6.2 Kognitive Verhaltenstherapie

Kognitive Verhaltenstherapien zur Behandlung suizidalen Verhaltens sind darauf ausgerichtet, das Suizidrisiko zu reduzieren, indem sie dysfunktionale Überzeugungen und Verhaltensweisen, die der Suizidalität zugrunde liegen, bearbeiten. Dabei werden Auslösesituationen, negative automatische Gedanken sowie emotionale und verhaltensbezogene Konsequenzen dieser Gedanken und Kernüberzeugungen identifiziert und umstrukturiert. Die Kognitive Verhaltenstherapie zur Behandlung suizidalen Verhaltens wurde von Wenzel und Kollegen (2009) entwickelt, manualisiert und in einer randomisierten Verlaufsstudie evaluiert (Brown et al., 2005). Die Studie ergab, dass in einer Follow-up-Periode von 18 Monaten 24% der Patienten in der Interventionsgruppe und 42% in der Kontrollgruppe (*treatment as usual*, TAU) einen weiteren Suizidversuch begingen. Die Interventionsgruppe verzeichnete auch niedrigere Werte in der Depressionsskala nach Beck und weniger Hoffnungslosigkeit. Es wurde jedoch kein Unterschied zwischen den Gruppen in Bezug auf die Suizidgedanken gefunden. Das Therapieprogramm umfasste zehn Sitzungen und benötigte einen sogenannten Case Manager, der die Patienten zum Verbleib in der Therapiestudie motivierte. Die spezifische Kurztherapie umfasst vier Behandlungsphasen: die Eingangsphase (Einschätzung der Suizidalität, *safety planning*); die kognitive Fallkonzeption und Behandlungsplanung (individuelle Fallkonzeption); die mittlere Therapiephase (problemorientiertes Vorgehen: Klären, Bearbeiten, Modifizieren von negativen Grundannahmen) und die Abschlussphase (Imaginationsübung). Therapeut und Patient entwickeln gemeinsam eine Liste hierarchisch geordneter Bewältigungsstrategien, die während einer suizidalen Krise angewendet werden können.

In der *Kognitiven Verhaltenstherapie suizidalen Verhaltens* (Brief Cognitive Behavior Therapy, BCBT; Bryan & Rudd, 2018; Rudd, 2012) steht die Bearbeitung des suizidalen Verhaltens und der Suizidgedanken unter Einbezug des Konzepts des „suizidalen Modus“ (s. den Kasten „Der suizidale Modus“, S. 25) im Zentrum der Behandlung. Auch diese Therapie gliedert sich in drei Phasen. In einer ersten Phase stehen die Krisenintervention und Emotionsregulation im Vordergrund. Phase zwei fokussiert auf die Analyse und Bearbeitung von dysfunktionalen Grundannahmen, die dazu führen, dass Suizid in Krisensituationen als einzige Lösung erscheint. Es wird dabei eine psychische Vulnerabilität vorausgesetzt, die durch Auslöseereignisse einen Prozess in Gang setzt, der zu Veränderungen in den Systemen der Kognition *(suicidal belief system)*, der Emotion *(dysphoria)*, des vegetativen Nervensystems *(arousal)* und des Verhaltens *(death-related behavior)* führt. In einem längeren therapeutischen Prozess findet die kognitive Umstrukturierung von negativen dysfunktionalen Schemata statt. Auch hier wird in einer abschließenden dritten Phase versucht, das Rückfallrisiko zu reduzieren, indem eine zukünftige suizidale Krise imaginiert und erlernte Strategien eingeübt werden. Rudd und Kollegen (2015) konnten in ihrer 24-Monate-Wirksamkeitsstudie zeigen, dass das Risiko eines zukünftigen suizidalen Verhaltens in der Interventionsgruppe im Vergleich zur Treatment-as-usual-Gruppe (TAU) um 60 % reduziert werden kann. Auch hier konnte kein Einfluss auf die Suizidgedanken nachgewiesen werden.

Das *Safety Planning* von Stanley und Brown (SPI, 2012) ist eine Kurzintervention, die sich im zeitlimitierten Setting einer Krisenintervention, als Teil umfassender Behandlungssettings, aber auch als Stand-alone-Therapie eignet. Der von den Autoren beschriebene Krisenplan für suizidales Verhalten besteht aus sechs Elementen: 1) Warnzeichen für zukünftige suizidale Krisen; 2) internale Bewältigungsstrategien, die Patienten anwenden können, ohne andere Personen einzubeziehen, wobei es sich in der Regel um Verhaltensaktivitäten handelt, um den Patienten von Suizidgedanken abzulenken (z. B. spazieren gehen, positive Musik hören); 3) soziale Situationen oder Menschen (z. B. mit Verwandten Kaffee trinken, mit Freunden zu einem Fußballspiel gehen), die von der Krise ablenken; 4) Menschen aus dem eigenen Umfeld, die in der Krise helfen können und die um Unterstützung oder Hilfe gebeten werden können (z. B. Mutter, Nachbar); 5) Informationen zur Kontaktaufnahme mit psychiatrischem Fachpersonal (ambulanter Therapeut, Notfallzentrum etc.); 6) Maßnahmen, die die eigene Umgebung sicher machen (z. B. keine Medikamente zu Hause aufbewahren). Das SPI zeigt nach sechs Monaten Verlaufszeit ein 76 % niedrigeres Risiko für Suizidhandlungen im Vergleich zu einem Nonsuizid-Vertrag (Bryan et al., 2017). Wurde das SPI mit telefonischen Folgekontakten kombiniert (SPI+), konnte nach sechs Monaten eine Risikoreduktion von 45 % gegenüber TAU festgestellt werden (Stanley et al., 2018).

Slee und Kollegen (2008) wandten einen *kognitiv-behavioralen Ansatz bei Jugendlichen und jungen Erwachsenen* an. Das Behandlungsprogramm umfasste zwölf wöchentliche Sitzungen (davon zwei Folgesitzungen) zusätzlich zur Standardtherapie. Im Zentrum stehen die Klärung der Motive und Gründe für die Suizidhandlung sowie die Zusammenhänge zwischen emotionalen, kognitiven und behavioralen Faktoren (z. B. Bearbeitung von dysfunktionalen Kognitionen, Emotionsregulation, geringe Problemlösefähigkeiten). Wenn Patienten sich nicht mehr meldeten, wurden sie aktiv kontaktiert. Die Interventionsgruppe zeigte in der Nachkontrolle nach neun Monaten weniger Suizidversuche, weniger suizidale Kognitionen, weniger depressive Symptome und Angst sowie eine Verbesserung der Problemlösungsfertigkeiten und des Selbstwertgefühls.

Die Kurztherapie ASSIP konzentriert sich auf die Identifikation wichtiger (bedrohter) Lebensthemen, Vulnerabilitäten und suizidaler Muster, um daraus Maßnahmen und Therapieziele für eine längerfristige Behandlung abzuleiten. Gleichzeitig steht die Sensibilisierung des Patienten für seine persönlichen Warnzeichen und die Etablierung von neuen, hilfreichen Strategien im Fokus der Kurztherapie. Die Aufrechterhaltung der Therapiebeziehung mittels brieflicher Kontakte über zwei Jahre soll helfen, das Suizidrisiko über längere Zeit zu reduzieren, indem dem Patienten ein schneller und unkomplizierter Zugang zum Helfersystem ermöglicht wird.

1.6.3 Therapien zur Emotionsregulation

Es ist bekannt, dass suizidales Erleben und Verhalten sehr eng mit frühen Traumaerfahrungen verbunden ist (Bruffaerts et al., 2010). In vielen Traumatherapien geht es grundsätzlich darum, eine als traumatisch erlebte Situation im sicheren Rahmen eines therapeutischen Settings durch emotionale Aktivierung neu zu speichern und in die Lebensgeschichte zu integrieren (Resick & Schnicke, 1993). Eine der etablierten Therapiemethoden ist die *Narrative Exposure Therapy* von Schauer und Kollegen (NET; 2011). Hier spielt das Narrativ des Traumas (bzw. der Traumata) eine zentrale Rolle (chronologische Rekonstruktion) wie auch die Exposition gegenüber sogenannten Hotspots, die eine starke Aktivierung des Angstgedächtnisses auslöst. Dadurch kann eine Neuintegration mit kognitiver Umstrukturierung und emotionaler Reevaluation stattfinden.

Die meisten Therapien, die zur Verringerung des Suizidrisikos entwickelt wurden, beinhalten Interventionen zur Emotionsregulation. Therapeutische Interventionen zielen demnach darauf ab, zu verhindern, dass eine Person im suizidalen Modus, der als „Autopilot-Verhalten" beschrieben wurde, „verloren geht". Die Interventionen konzentrieren sich auf die Früherkennung von Warnzeichen, auf die Etablierung alternativer kognitiver und verhaltensmäßiger Reaktionsmuster, auf die Verringerung der Hoffnungslosigkeit und auf die Deaktivierung des Suizidmodus durch Verbesserung der Fähigkeiten, die im Zusammenhang mit der Emotionsregulation stehen.

In ASSIP läuft das Narrativ des Patienten in den allermeisten Fällen mit dessen emotionaler Beteiligung ab. In der zweiten Sitzung findet mittels eines Video-Playbacks eine emotionale und kognitive Aktivierung und gleichzeitig eine Distanzierung statt, was ein kontrolliertes Eintauchen in den suizidalen Modus ermöglicht, ohne sich darin zu verlieren. Im Rahmen des sicheren therapeutischen Settings wird eine Neubewertung der suizidalen Krise angestrebt (kognitive Umstrukturierung und emotionale Neuintegration). Patienten decken währenddessen persönliche Warnzeichen auf und arbeiten an präventiven Strategien.

1.6.4 Achtsamkeitsbasierte Therapie

Das dem Zen-Buddhismus entlehnte Prinzip der Achtsamkeit (*mindfulness*) basiert darauf, dass der Mensch sich auch in Momenten der Krise seinen momentanen Zustand bewusst machen kann – und damit ein Gegengewicht zum stressgesteuerten unüberlegten Handeln entwickelt. Diese Fähigkeit greift die *Mindfulness-Based Cognitive Therapy* auf (MBCT; Williams & Swales, 2004). Dabei steht das therapeutische Ziel im Vordergrund, die Beziehung des Patienten zu seinem inneren Erleben zu verändern. Der Patient soll eine Beobachterposition gegenüber seinen Gefühlen und Gedanken einnehmen, um negative Gedankenmuster frühzeitig zu erkennen und dadurch einen flexiblen Wechsel zwischen Aktionsmodus und der Auseinandersetzung mit den eigenen kognitiven Prozessen zu erarbeiten (Hargus et al., 2010). Die MBCT erhöht das Bewusstsein des Patienten für den gegenwärtigen Moment und verbessert die Funktion des autobiografischen Gedächtnisses (Williams & Pollock, 2001).

Dieses Element ist bei ASSIP vor allem in der zweiten Sitzung zu finden, denn der Patient kann beim Video-Playback eine innere Distanz zum suizidalen Modus herstellen, indem er sich selbst „aus einer Beobachterperspektive" zusieht und zuhört, wie er seine eigene Geschichte erzählt. Der Patient taucht immer wieder in sein Narrativ ein (Video-Exposition) und reflektiert, gemeinsam mit dem Therapeuten, wichtige Elemente der angeschauten Sequenz.

1.6.5 Outreach-Interventionen

Verschiedene Übersichtsarbeiten zeigten, dass *Outreach-Interventionen* das suizidale Verhalten und die Zahl der Suizide reduzieren können (Hepp et al., 2004; Inagaki et al., 2019; Zalsman et al., 2016). Gerade bei Patienten, die im Notfallsetting eine weiterführende Behandlung ablehnen und die ein erhöhtes Suizidrisiko mit sich bringen, eignen sich sogenannte *Outreach*-Elemente, um eine längerfristige therapeutische Verankerung herzustellen (De Leo et al., 2002; Motto, 1976). Diese (kontinuierliche) Kontaktaufnahme kann durch *Hausbesuche*, Telefonanrufe oder das Zusenden von Briefen, E-Mails oder Postkarten stattfinden.

Guthrie und Kollegen (2001) beispielsweise führten eine kurze psychodynamische interpersonelle Therapie in der Wohnung des Patienten durch und verglichen diese Hausbesuche mit *treatment as usual* (TAU). In der Interventionsgruppe kam es nach sechs Monaten zu einer signifikanten Abnahme der Suizidgedanken. Die Patienten fühlten sich zufriedener und berichteten von weniger Suizidhandlungen. Dabei scheint es keine Rolle zu spielen, ob die Nachfolgekontakte durch ein persönliches Treffen oder mit Telefon durchgeführt werden (Mousavi et al., 2016). In beiden Gruppen nahmen die Suizidgedanken ab, und die Patienten waren hoffnungsvoller. Diese Befunde sind vergleichbar mit einer norditalienischen Studie, in der bei Menschen, die zweimal wöchentlich kontaktiert wurden, signifikant weniger Suizide auftraten (De Leo et al., 2002).

Vieles spricht dafür, dass eine therapeutische „Verankerung“ ausgesprochen hilfreich sein kann. Diese kann auch minimal sein, wie die Studie von Motto und Bostrom (2001) zeigt. Dabei wurden 800 Patienten, die einen Monat nach einem Suizidversuch keine Therapie aufgenommen hatten, über fünf Jahre in regelmäßigen Abständen kurze, halb standardisierte *Briefe* zugeschickt, zuerst monatlich, dann alle zwei, später alle drei Monate. Das Risiko für suizidale Handlungen war in der „Briefgruppe“ in den ersten zwei Jahren signifikant geringer im Vergleich zu den Kontrollgruppen. Die Briefe lauteten beispielsweise wie folgt: „Liebe ..., es ist schon einige Zeit her, seit Sie im Krankenhaus waren. Wir hoffen, dass es Ihnen gut geht. Es würde uns freuen, von Ihnen zu hören, falls Sie uns einige Zeilen schreiben wollen.“ Es scheint, dass besonders bei Menschen, die eine Nachbehandlung ablehnen, das Element eines aktiven und lang dauernden, wenn auch nur minimalen Kontaktangebots eine wesentliche Rolle spielt. Auch Carter und Kollegen (2005, 2013) verschickten *Postkarten* und konnten eine Reduktion des Risikos für suizidales Verhalten nachweisen. Diese Befunde wurde von Hassanian-Moghaddam und Kollegen (2017) bestätigt. Ein zwischen 12 und 24 Monaten währender Versand von Postkarten führte zu einer Reduktion der Suizidgedanken von 11,9 % und 2,9 %. Trotz der erstaunlichen Wirkung dieser minimalen Interventionen bleibt das Gesamtbild unscharf (Milner et al., 2015). So fanden Beautrais und Kollegen (2010) in einer ähnlichen Studie in Neuseeland beispielsweise keinen Effekt. Auch Comtois und Kollegen (2019), die Textnachrichten, sogenannte *caring contacts*, an Militärpersonal sandten, konnten keine Verringerung der Suizidgedanken oder Suizidhandlungen erkennen.

In eine ähnliche Richtung geht die sogenannte *Green-Card*-Studie von Morgan et al. (1993), in der Patienten nach einem Suizidversuch eine kreditkartenähnliche Karte mit der Telefonnummer eines 24-Stunden-Notfallkontakts erhielten. Damit wurde ein einfacher Zugang zum Helfersystem im Fall erneuter suizidaler Krisen ermöglicht und die Patienten ermutigt, sich frühzeitig Hilfe zu holen (Morgan et al., 1993; Cotgrove et al., 1995). Dabei kam es zu einer ersichtlichen, jedoch statistisch nicht signifikanten Verringerung des suizidalen Verhaltens in der Green-Card-Gruppe bei einer gleichzeitigen Verringerung der Inanspruchnahme medizinischer und psychiatrischer Dienste.

ASSIP integriert diese Befunde und bietet ein minimales Kontaktangebot durch das regelmäßige Zusenden von semistrukturierten Briefen über zwei Jahre hinweg an. Damit soll eine kontinuierliche therapeutische Verankerung aufrechterhalten werden und der Patient sowohl an seine eigenen Strategien wie auch an den schnellen und unkomplizierten Zugang zum Helfersystem erinnert werden.

1.6.6 Sonderfall Borderline-Persönlichkeitsstörung

In der Suizidprävention stellt die Borderline-Persönlichkeitsstörung (BPS) mit den oft chronischen und wiederkehrenden Episoden suizidalen Verhaltens einen Sonderfall dar, der viele Behandler vor eine Herausforderung stellt. Patienten mit einer BPS haben ein Lebenszeitrisiko von ca. 9 %, einen Suizid zu begehen (Soloff et al., 2005). Von allen Patienten mit einer BPS zeigen ca. 75 % ein selbstverletzendes Verhalten, das neben Suizidversuchen einen weiteren wichtigen Prädiktor für späteren Suizid darstellt. Die *Dialektisch-Behaviorale Therapie* (DBT; Linehan et al., 1993a) ist eine hochspezifische, gut etablierte Behandlung für Patienten mit BPS. In mehreren randomisierten Studien konnte gezeigt werden, dass DBT das suizidale Verhalten, Selbstverletzungen und die Anzahl der Krankenhaustage reduziert (Linehan et al., 2006).

Die DBT-Behandlung besteht aus einer 16-wöchigen Behandlung mit zwei Stunden wöchentlichem Skillstraining in Gruppen, einer Stunde individueller Psychotherapie und der Möglichkeit eines Telefoncoachings mit dem Therapeuten. Peer-Supervision oder ein „Beratungsteam" für Therapeuten wird dringend empfohlen, um chronisch anhaltende und wiederkehrende Episoden suizidalen Verhaltens zu bewältigen (Linehan, 1993b). Die therapeutischen Ziele werden hierarchisch organisiert und entsprechend behandelt (zuerst suizidales Verhalten, dann therapiegefährdendes Verhalten etc.). Hinzu kommt die Bearbeitung von Verhaltensweisen, die zu einer Beeinträchtigung der Lebensqualität führen (z. B. soziale Probleme, Drogenabhängigkeit). Innerhalb der Dialektisch-Behavioralen Therapie bekommt die therapeutische Beziehung einen hohen Stellenwert. Sie wird sowohl als fortwährender Ausdruck der Akzeptanz seitens des Therapeuten gegenüber dem Patienten als auch als kraftvolles Mittel zur Veränderung eingesetzt. Hinzu kommen Validierungsstrategien, die von entscheidender Bedeutung sind, um die emotionale Erregung zu reduzieren, wenn ein Patient sich in einem Zustand hoher Anspannung präsentiert, wie dies häufig bei suizidalen Personen mit BPS der Fall ist (Linehan, 1997).

Eine zweite Therapieform, die im Rahmen von randomisierten Studien einen Effekt bei der Behandlung von Patienten mit BPS aufweisen konnte, ist das *Mentalization Based Treatment* nach Bateman und Fonagy (2001, 2004, 2008). Es legt den Schwerpunkt auf die Entwicklung eines bisher nicht reflektierenden Modus des Erlebens der inneren Welt zu einem Modus, in dem die innere Welt mit Sorgfalt und Respekt behandelt wird (Fonagy et al., 2004). Die Fähigkeit zur Mentalisierung ist eng mit einer sicheren Bindung und einer sicheren Basis verbunden (s. Kap. 1.4.4, S. 22). Sie sind die Bedingung dafür, seine Geschichte kohärent erzählen zu können und eine Kontinuität des Selbst auch in turbulenten zwischenmenschlichen Episoden aufrechtzuerhalten.

Die Kurztherapie ASSIP eignet sich für Patienten mit Borderline-Störungen nur bedingt, da Themen wie eine verbesserte Emotionsregulation, die Entwicklung eines stabilen Selbstbildes oder die Arbeit an funktionalen Beziehungsmustern eine längerfristige intensive Therapie erfordern. Weiter zeigt die klinische Erfahrung, dass das Zusenden der ASSIP-Briefe im Langzeitverlauf zu einer Reaktivierung der suizidalen Krise führen kann.

1.6.7 Psychische Störungen, Pharmakotherapie

Im traditionellen medizinischen Modell gilt, dass Suizid und Suizidversuche sehr eng mit psychischen Störungen verbunden sind. Tatsächlich ist es so, dass fast alle psychiatrischen

Diagnosen mit einem erhöhten Suizidrisiko einhergehen (Harris & Barraclough, 1997). An erster Stelle stehen die affektiven Störungen, d. h. depressive Episoden, rezidivierende depressive Störungen und sogenannte bipolare Störungen. Weitere wesentliche klinische Risikofaktoren für Suizid sind Schizophrenie, Suchterkrankungen und Persönlichkeitsstörungen.

Zahlreiche Studien zeigen, dass medizinisches Fachpersonal Depressionen oft nicht erkennt, und wenn sie erkannt werden, nicht richtig behandelt (Oquendo et al., 2002). In mehreren Post-mortem-Studien mit Suizidopfern wurden Antidepressiva nur in einer Minderheit der Fälle und nur selten in ausreichender Konzentration im Blut gefunden (Isacsson et al., 1994; Marzuk et al., 1995). Ein starkes Argument für die Bedeutung der Diagnose der Depression und deren adäquate Behandlung lieferte die bereits erwähnte Gotland-Studie. In dieser Studie erteilten Rutz et al. (1989) den Hausärzten auf der schwedischen Insel Gotland über zwei Wintersemester hinweg Unterricht im Erkennen und in der Behandlung einer depressiven Symptomatik. In der Folge ging die Suizidrate um 60 % zurück, während die Verschreibung von Antidepressiva 50 bis 80 % höher lag als auf dem Festland. Diese häufigere Verschreibung von Antidepressiva korrelierte mit den sinkenden Suizidraten (Isacsson, 2000). Der Effekt verlor sich allerdings nach einigen Jahren, und diese Studie konnte bis heute nicht repliziert werden (Rutz et al., 1992).

Trotz des engen Zusammenhangs zwischen Depressionen und Suizid ist die Evidenz für die antisuizidale Wirkung der Antidepressiva nicht eindeutig (Fergusson et al., 2005; Simon, Savarino, Operskalski & Wang, 2006; Van Praag, 2003). Es gibt nur wenige – ältere – Studien, die die antisuizidale Wirkung von Antidepressiva mit einer Placebobehandlung verglichen haben. Dies ist nicht verwunderlich, da es heute nicht mehr als ethisch vertretbar gilt, bei akutem Suizidrisiko keine aktive antidepressive Behandlung anzubieten. Serotonin-Wiederaufnahmehemmer (Selektive Serotonin Reuptake Inhibitors, SSRIs) und andere Antidepressiva können Suizidgedanken und das Risiko von Suizidversuchen erhöhen, insbesondere in den ersten zwei Wochen einer antidepressiven Pharmakotherapie (Teicher et al., 1990). Dabei ist die Gefahr bei Jugendlichen und jungen Erwachsenen größer (Stone et al., 2009).

Lithiumsalze werden zur Phasenprophylaxe bei bipolaren Störungen verschrieben. Verschiedene Studien belegen die antisuizidale Wirkung von Lithium (Baldessarini et al., 2001; Cipriani, Hawton, Stockton & Geddes, 2013; Müller-Oerlinghausen et al., 1992), auch wenn die stimmungsstabilisierende Wirkung ungenügend ist. Unter Lithium nehmen Suizide wie auch Suizidversuche ab (Cipriani et al., 2005).

Etwas anders ist die Situation, wenn die Auswirkungen der antidepressiven medikamentösen Therapie auf Langzeitverläufe untersucht werden. Verschiedene Studien zeigen, dass die medikamentöse Behandlung von rezidivierenden Depressionen mit einem geringeren Suizidrisiko verbunden ist (Yerevanian, Koek, Feusner, Hwang & Mintz, 2004). Angst et al. (2005) haben über Jahre hinweg eine Kohorte von zwischen 1959 und 1963 geborenen Menschen verfolgt und gezeigt, dass die Suizidhäufigkeit im Verlaufe von 40 Jahren bei denjenigen Patienten signifikant geringer war, die in einer Langzeitbehandlung Antidepressiva, Neuroleptika oder Lithium einnahmen. Die Autoren führen ihre Befunde ausschließlich auf die Wirkung von Medikamenten zurück und berücksichtigen mithin nicht die präventive Wirkung einer Langzeitbeziehung zwischen Verordner und Patient („therapeutische Verankerung"). Sabo und Rand (2000) schlagen eine „relationale Psychopharmakologie" vor, in der Arzt und Patient die Rolle von „Co-Experten" haben. Auch in der Pharmakotherapie sollte eine therapeutische Allianz aufgebaut werden, die auf den Prinzipien des Vertrauens, des Respekts und der Gegenseitigkeit fußen. Im Idealfall ist die Medikation ein Element in einem umfassenden, für den Patienten verständlichen und transparenten therapeutischen Plan. Eine gute therapeutische

Beziehung impliziert, dass die Behandlungsziele von Patient und Therapeut weitgehend übereinstimmen (Bostwick, 2011).

Die Kurztherapie ASSIP konzentriert sich auf das gemeinsame Verständnis der suizidalen Entwicklung und der damit verbundenen Faktoren. Psychische Störungen (z. B. Depressionen, Angst, Persönlichkeitsstörung, Sucht) treten dabei oft im Sinne von Vulnerabilitäten auf. Entsprechende längerfristige Maßnahmen und Therapieziele können in der ASSIP-Fallkonzeption formuliert werden (z. B. längerfristige medikamentöse Behandlung der Depression, Verbesserung der Schlafqualität).

1.6.8 Fazit

Der aktuelle Stand der Forschung zeigt, dass es bislang nur wenige Methoden zur Behandlung von Patienten nach Suizidversuch gibt, die im Langzeitverlauf das erhöhte Suizidrisiko tatsächlich reduzieren. Eine wirkungsvolle Ergänzung sind Outreach-Elemente, die Briefe, Hausbesuche und telefonische Kontakte einschließen.

Zusammenfassend lassen sich aus den aufgeführten Therapiestudien folgende Schlüsse ziehen:

- Eine gute therapeutische Beziehung ist (auch bei einer Kurztherapie) wesentlich.
- Kognitiv-verhaltenstherapeutische Interventionen sind hilfreich.
- Durch die Aktivierung und gleichzeitige Bearbeitung des suizidalen Modus können suizidale Muster kognitiv umstrukturiert und eine emotionale Neuintegration erreicht werden.
- Patienten können Strategien erlernen, mit denen es ihnen gelingt, den suizidalen Prozess zu unterbrechen.
- Das Ziel einer Kurztherapie sollte nicht die „Heilung“ von suizidalem Erleben und Verhalten sein, sondern die Etablierung neuer Reaktionsmuster und Sicherheitsstrategien, die in zukünftigen suizidalen Krisen angewandt werden können.
- Regelmäßige Kontaktaufnahme mittels sogenannter *Outreach*-Elemente, wie beispielsweise durch den Versand von Briefen, sind hilfreich und ermöglichen eine therapeutische Verankerung.

Die ASSIP-Wirksamkeitsstudie mit einem Langzeitverlauf von 24 Monaten (Gysin-Maillart et al., 2016) zeigt für die Interventionsgruppe mit drei Sitzungen und anschließendem Kontakt mit Briefen ein um annähernd 80 % reduziertes Risiko von weiteren Suizidhandlungen (s. www.assip.ch; www.assip.org).

2 Kurztherapie ASSIP: Therapiemanual

2.1 Therapeutische Haltung

2.1.1 Therapeutische Beziehungsgestaltung

> The therapeutic relationship is vital to effective treatment of suicidality. The best techniques applied without error at precisely the right time are of limited, if any, value when an adequate therapeutic relationship and treatment alliance does not exist. (Rudd et al., 2001, S. 13).[4]

Fragt man Patienten, die einen Suizidversuch unternommen habe, was für sie vor dem Suizidversuch hilfreich gewesen wäre, so sind sie sich in ihren Antworten einig: „Wir hätten jemanden gebraucht, der zuhört, uns reden lässt und nicht Angst vor einem Gespräch über Suizidalität hat." Die Angst, dass das Gespräch über Suizid bei einem gefährdeten Menschen eine Suizidhandlung auslösen könnte, ist unbegründet; darin sind sich die Experten einig. Viel gefährlicher ist es, wenn ein Mensch in der Krise niemanden hat, mit dem er offen über seine momentane Situation reden kann, wenn er sich zurückzieht und sich isoliert. Wir wissen aber auch, dass Menschen mit suizidalem Erleben und Verhalten oft nicht über ihre Suizidabsichten sprechen wollen. Wenn Suizid als Ausweg aus einer unerträglichen Situation oder einem unerträglichen Zustand infrage kommt, ist das oft etwas sehr Persönliches, etwas, was man sich nicht einfach von jemandem „nehmen lassen" will. Ein Mensch in der Krise wird die Gedanken an Suizid meist nicht einem anderen Menschen zuliebe aufgeben, sondern erst dann, wenn er selbst wieder lebenswerte Ziele in seinem Leben sieht. Vor allem aber müssen wir berücksichtigen, dass suizidale Patienten oft ein stark angeschlagenes Selbstwertgefühl haben und dazu tendieren, sich aus Angst vor weiteren Verletzungen durch die Umgebung (inkl. Arzt und Psychotherapeut) zurückzuziehen. In der früher erwähnten Befragung bei Patienten ein Jahr nach ihrem Suizidversuch gaben nur 10 % an, dass ein Arzt oder Psychotherapeut ihnen hätte helfen können (Michel et al., 1994). Die Hälfte sagte, dass niemand hätte helfen können. Dies ist ein Hinweis darauf, dass ein Suizidversuch kaum bloß als Hilferuf verstanden werden darf.

Eine große Herausforderung in der Therapie suizidaler Patienten ist für den Therapeuten, sich auf die subjektive Erfahrung des Patienten und seine existenzielle lebensbedrohliche Krise einzulassen, ohne zu versuchen, dem Patienten die Gründe für den Tod auszureden. Dabei sollte der Therapeut versu-

4 Übersetzung durch die Autorin: Die therapeutische Beziehung ist für eine wirksame Behandlung der Suizidalität von entscheidender Bedeutung. Die besten Techniken, die ohne Fehler und genau zum richtigen Zeitpunkt angewandt werden, sind, wenn überhaupt, nur von begrenztem Wert, wenn es keine adäquate therapeutische Beziehung und Behandlungsallianz gibt.

chen, die innere Logik der suizidalen Geschichte des Patienten als aufmerksamer und empathischer Zuhörer zu verstehen. Das aufrichtige Bemühen des Therapeuten, die subjektive Erfahrung des Patienten zu verstehen und zu akzeptieren, ist entscheidend für die Bereitschaft des Patienten, die Bedeutung des psychischen Schmerzes zu erforschen, der in der suizidalen Krise unerträglich erschien (Orbach, 2011).

Israel Orbach (2001) betont, dass ein empathischer Umgang mit dem suizidalen Patienten bedeutet, seine Perspektive einzunehmen und zu „sehen", wie diese Person in ein „*dead end*" geraten ist, ohne zu versuchen, den suizidalen Wunsch zu unterbrechen, zu stoppen oder zu korrigieren. Der Therapeut sollte demnach versuchen, sich in die Schmerzerfahrung des Patienten so weit einzufühlen, dass er „sehen" kann, wie der Suizid zur einzigen Alternative wurde, die dem Patienten zur Verfügung steht. Anstatt gegen den suizidalen „Strom" zu arbeiten und zu versuchen, die Motivation des Patienten durch Überredung oder „Verpflichtung zu einem Vertrag zu leben" zu erhöhen, sollte der Therapeut eine empathische Haltung zum suizidalen Wunsch einnehmen und diesen in den Fokus bringen.

Die klinische Erfahrung zeigt, dass sich Menschen an ihre vertrauten Therapeuten oder eine Kriseninterventionsstation wenden, wenn sie die klinische Versorgung positiv erlebt haben. Umgekehrt wollen gewisse Menschen auf keinen Fall mehr in die Klinik oder auf eine Station, wenn sie sich unverstanden gefühlt haben. Wie Frau L., die bei der Ausarbeitung ihres Krisenplans sagte:

> Ich werde nie mehr dorthin gehen, auch wenn es mir sehr schlecht gehen sollte. Die Ärztin sagte zu mir, dass eine Trennung doch kein Grund für einen Suizidversuch sei. Ich fühlte mich so unverstanden, ja schuldig. Das machte alles nur noch schlimmer.

Der Behandler sollte dem suizidalen Patienten einen sicheren Ort oder, mit den Worten von John Bowlby, eine sichere Basis bieten. Die Bindungstheorie von Bowlby (1988) geht davon aus, dass der Mensch sich vor allem dann an bedeutsame zwischenmenschliche Bindungen erinnert, wenn er eine bedrohliche Situation erlebt. Es handelt sich dabei um eine Art Verankerung gemäß dem Konzept der sicheren Basis (s. Kap. 1.4.4, Kasten „Der Therapeut als ‚sichere Basis'", S. 23). Dementsprechend kann ein Therapeut für einen Menschen mit einem erhöhten Suizidrisiko nur dann zu einer langfristigen Verankerung werden, wenn dieser bei ihm auch eine therapeutische Beziehung erlebt hat, die ihm etwas bedeutet. Idealerweise findet der suizidgefährdete Mensch eine Bindung, die er in einer Krise schon einmal als hilfreich erlebt hat.

In der Kurztherapie ASSIP wird im Gegensatz zum traditionellen medizinischen Zugang ein individueller, aber auch gemeinsamer Ansatz im Sinne des *collaborative approach* angestrebt (Jobes, 2006, 2016). Das *Collaborative Assessment and Management of Suicidality* (CAMS, Comtois et al., 2011; Jobes et al., 2017; Jobes, 2021) ist ein therapeutischer Ansatz, in dem der Therapeut und der Patient versuchen, die suizidale Krise gemeinsam zu verstehen (s. mehr im Anhang 6: „Einschätzung des Suizidrisikos"). David Jobes (2000) drückt es so aus: "I want to see it through your eyes" (s. **Abb. 2-1**). In der Kurztherapie ASSIP wird der suizidale Patient als Mensch wahrgenommen, der „Experte" seiner Geschichte ist. Das Ziel ist es, eine Beziehung mit dem suizidalen Patienten herzustellen, die er als eine sichere Basis erleben und auch längerfristig nutzen kann. Dafür sollte der Mensch sich verstanden fühlen und die therapeutische Beziehung, im Sinne einer Allianz mit dem Therapeuten, als positive und hilfreiche Erfahrung erleben.

2.1.2 Suizid ist keine Krankheit – Suizid ist eine Handlung

Wenn wir uns Gedanken zur therapeutischen Beziehung mit dem suizidalen Patienten machen, stellen wir bald fest, dass das medizini-

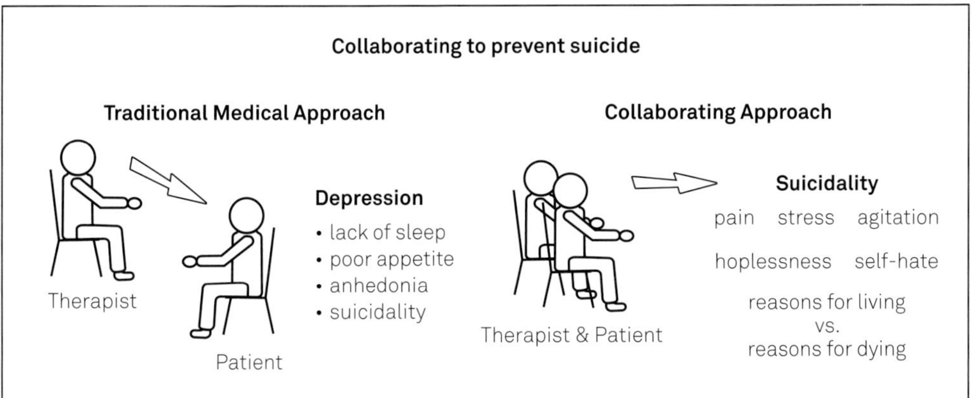

Abbildung 2-1: Die partnerschaftliche therapeutische Haltung *(the collaborative approach)* nach David Jobes (2006, 2016)

sche Krankheitsmodell wenig hilfreich für das Verständnis des Patienten ist. Das *handlungstheoretische Modell* stellt eine hilfreiche Grundlage für das Verständnis einer suizidalen Krise dar (s. auch Kap. 1.4.4, S. 22). Versteht man Suizid nicht als Krankheit, sondern als Handlung, ergibt sich daraus eine neue Perspektive (Michel & Valach, 1997). Die *Handlungstheorie* beschreibt, wie Handlungen entstehen, wie wir sie erklären und verstehen können. Sie sagt aus, dass menschliche Handlungen am besten im Kontext von hierarchisch organisierten Zielsystemen verstanden werden. Unser Leben wird durch Ziele bestimmt, seien es kurzfristige, die unseren Tag strukturieren, oder langfristige, die für unseren Lebensplan wichtig sind. Aus dieser Sicht kann Suizid als Ziel entstehen, wenn wichtige Identitäts- und Lebensthemen bedroht sind und keine alternative Handlungsstrategie zur Verfügung steht (Michel & Valach, 1997). Neben lebensorientierten Zielen, die uns durch unser Leben begleiten, treten in diesem Fall Gedanken an Suizid als Alternative zum Leben auf. Dazu das Beispiel eines 39-jährigen Patienten, der sich ein Jahr vor seinem Suizid wie folgt äußert (Michel & Valach, 1997):

> Nichts hilft. Ich habe in meinem Leben alles versucht. Wirklich, ich freue mich, abzutreten. Mein Leben ist eine Abfolge von Versagen in jeder Hinsicht. Ich zerstörte die Beziehungen mit den meisten Verwandten und bin dabei, dasselbe mit meiner Frau zu tun. Alles falsch, immer, immer, immer. Meine besten Wünsche an alle, auch an mich. Ich weiß nicht, wo die Reise hingehen wird, aber wenigstens bleibt sie nicht in diesem Tal der Tränen stehen.

Die Selbstbeurteilung dieses Mannes war: „Ich bin ein Versager“, was er häufig von seinem Vater gehört hatte, und somit: „Ich bin nichts wert, mein Leben ist hoffnungslos.“ Suizid war für ihn ein (Aus-)Weg, um einem unerträglichen Zustand ein Ende zu setzen. So kann der Gedanke an den Tod oder Suizid immer wieder auftauchen, wenn ähnliche Lebensziele bedroht sind. Zum Beispiel ist Leistung („Sei erfolgreich/beweise, dass er nicht recht hatte“) durch Kritik bei der Arbeit oder einer schlechten Prüfung bedroht. Typischerweise tauchen im Zusammenhang mit Lebenskrisen oder Sinnkrisen häufig Gedanken an Suizid als Alternative zum Leben auf. Maris (1981) hat in seinem Buch „Pathways to Suicide“ von einer „suicidal career“ als Gegensatz zur „life-career“ gesprochen, wobei im Englischen „career“ im Sinne einer Entwicklung breiter gefasst ist als unser Wort „Karriere“.

Jeder Suizid und Suizidversuch hat individuelle Hintergründe und eine persönliche Geschichte. Charakteristisch ist, dass Patienten nach einem Suizidversuch von einem unerträglichen Zustand der Verzweiflung, der Hoffnungslosigkeit und der Perspektivlosigkeit berichten, der sich am besten mit dem aus dem Englischen stammenden Begriff „*mental pain*", einem seelischen Schmerz, umschreiben lässt (s. Kap. 2.1.5, S. 45). Suizid erscheint somit als Lösung, um einem unerträglichen Zustand ein Ende zu setzen.

ASSIP orientiert sich am Konzept des Suizids als zielgerichteter Handlung, die wir vor dem Hintergrund wichtiger lebensorientierter Ziele zu verstehen versuchen. Suizid ist eine mögliche Lösung für Lebenskrisen, in denen zutiefst menschliche Bedürfnisse akut bedroht sind.

2.1.3 Narratives Interview

Jede Suizidhandlung hat sehr individuelle Hintergründe. Handlungen erklären wir in Form von Geschichten, die im therapeutischen Kontext als Narrative bezeichnet werden. Das Narrativ ist eine Geschichte, die wir einem aufmerksamen Zuhörer erzählen und in der wir Ereignissen eine Bedeutung geben, damit eine kohärente Geschichte entsteht (Michel & Valach, 2011). Schon das Mitteilen der eigenen Geschichte kann therapeutisch sein. Geschichten über suizidale Krisen können den Tod verhindern und in lebensorientierten Zielen münden.

Im narrativen Interview wird nicht nach dem „Warum" gefragt. Der Suizidversuch wird somit nicht im Rahmen eines Ursache-Wirkungs-Prinzips verstanden, sondern als Handlung, die eingebettet ist in individuell erlebte Erfahrungen. Menschen mit suizidalem Erleben und Verhalten besitzen im Allgemeinen eine eindrückliche narrative Kompetenz. So berichten sie über die Hintergründe ihrer suizidalen Krise, berücksichtigen dabei ein oder mehrere Ereignisse in der Vergangenheit und beziehen die Gegenwart und die Zukunft mit ein. Sarbin (1986) beschreibt diesen Prozess wie folgt: „Durch das Erzählen schaffen Menschen subjektive Bedeutungskonstruktionen." Oft hören wir in 20 bis 30 Minuten kohärente Geschichten, in denen Patienten ihr suizidales Erleben und Verhalten beispielsweise mit negativen Kindheitserlebnissen bzw. mit ihrer Lebensgeschichte in Zusammenhang bringen. Dem Patienten soll die Möglichkeit gegeben werden, die eigene Perspektive in einer zusammenhängenden Geschichte wiederzugeben. Dabei soll der Interviewer den Patienten darin unterstützen, seine Geschichte in seinen eigenen Worten zu erzählen.

Was bedeutet das für den Therapeuten? Ziel des narrativen Interviews ist es, den Patienten einzuladen und zu ermutigen, das eigene Verständnis der suizidalen Krisen mit dem Therapeuten zu teilen. Eine narrative Herangehensweise erfordert absolute Offenheit und Akzeptanz gegenüber dem Patienten und das Vertrauen in seine narrative Kompetenz. Patienten nach einem Suizidversuch beurteilen die therapeutische Beziehung signifikant besser, wenn der narrative Ansatz gewählt wird (Michel et al., 2004). Als Narrativ gilt dabei eine Gesprächseröffnung mit einer Einleitung, die die Wörter „Geschichte" oder „erzählen" beinhaltet. Im narrativen Interview wird der suizidale Patient als Experte seiner eigenen Lebensgeschichte verstanden, im Gegensatz zum klinischen Interview, in dem der Arzt oder der Therapeut als Experte auftritt. Um die Erzählung des Patienten zu erleichtern, sollte der Interviewer bestimmte Regeln befolgen:

- Das Interview sollte mit einem „narrativen Eröffnungssatz" beginnen, in dem der Kliniker seine Rolle als interessierter Zuhörer deutlich macht, z. B.: „Bitte erzählen Sie mir die Geschichte Ihres Suizidversuchs in Ihren eigenen Worten."
- Der Interviewer sollte die Erzählung des Patienten nicht unterbrechen, sondern auf die Erzählkompetenz des Patienten vertrauen.
- Die Erzählung endet, wenn der Patient dies von sich aus anzeigt.
- Falls erforderlich, können klärende offene Fragen gestellt werden, z. B.: „Können Sie mir mehr darüber erzählen, wie der Suizid in Ihrem Leben zur Option wurde?"
- Als aufmerksamer Zuhörer sollte der Therapeut das Narrativ des Patienten am Schluss

anerkennen, indem er z. B. sagt: „Ich danke Ihnen für Ihr Vertrauen, ich habe gesehen, dass es sehr schmerzhaft für Sie war, darüber zu sprechen."

Ein patientenorientiertes Modell der Suizidalität steht auch im Zentrum der internationalen „*Aeschi Conferences*" (www.aeschiconference.unibe.ch), einem Forum für den professionellen Austausch unter führenden Experten der klinischen Suizidprävention (s. dazu den Kasten „Die Aeschi Working Group").

Die Aeschi Working Group
Im Jahr 2000 traf sich eine Gruppe internationaler Experten im Bereich Suizidprävention zu einem dreitägigen Treffen in Aeschi, einem kleinen Ort am Fuße der Schweizer Alpen, und diskutierte über personenorientierte Ansätze im Umgang mit suizidalen Patienten (Michel et al., 2002). Dabei wurde die „Aeschi Working Group" gegründet, die sich in den folgenden Jahren regelmäßig auf den internationalen Aeschi-Konferenzen traf und ein Forum für den fachlichen Austausch zwischen führenden Experten in der klinischen Suizidprävention anbot. Im Jahr 2013 wurden die regelmäßigen Konferenzen, die Kliniker aus der ganzen Welt anzogen, in die USA (Colorado) verlagert. Die Richtlinien der Aeschi Working Group für den Umgang mit suizidalen Patienten wurden publiziert (Michel et al., 2002) und beinhalten im Wesentlichen die folgenden Aspekte:

- Im Gespräch mit dem suizidalen Patienten muss das Ziel des Therapeuten sein, ein gemeinsames Verständnis der Suizidalität zu finden.
- Die aktive Exploration der psychopathologischen Symptome sollte zeitlich nach dem narrativen Interview erfolgen.
- Der Therapeut sollte berücksichtigen, dass suizidale Patienten oft die Tendenz haben, sich zurückzuziehen. Sie sind aber bereit, sich zu öffnen, wenn der Therapeut sich bemüht, das innere Erleben des Patienten zu verstehen und nachzuvollziehen.
- Die Haltung des Therapeuten muss empathisch und wertfrei sein. Dies zeigt sich darin, dass er dem Patienten gegenüber offen ist und bereit ist, zuzuhören. Die Patienten haben im Allgemeinen eine gute narrative Kompetenz.
- Eine suizidale Krise hat immer eine Vorgeschichte und einen biografischen Bezug.
- Auch ein erstes Gespräch sollte darauf ausgerichtet sein, eine therapeutische Beziehung herzustellen.

2.1.4 Was berichten suizidale Patienten?

> Mein Lügenkonstrukt drohte zusammenzufallen, ich wollte niemanden belasten, niemanden enttäuschen, wollte so nicht mehr weiterleben.

> Der Druck wurde unerträglich, alles, was ich anfasse, scheitert. Ich höre eine negative Stimme, die mir dann sagt: „Du bist nichts wert, du wirst es wegen deiner Unzulänglichkeiten nie schaffen, ja, ich habe es dir doch schon immer gesagt, du schaffst es ja eh wieder nicht, du hast nicht das Recht zu leben." Das Gefühl der Verbitterung, Hoffnungslosigkeit und Verzweiflung wurde in diesem Moment so stark, dass ich es kaum aushalte und denke, dass es ja gar keinen Wert hat, noch weiterzumachen.

Patienten berichten meist von einem als unerträglich erlebten **seelischen Schmerzzustand**, oft auch von unerträglichen Gedanken: „Der Schmerz war unerträglich, ich konnte so nicht weiterleben." Beides kann in Zusammenhang mit einem als unerträglich erlebten Selbst stehen. In den USA sind dafür die Begriffe *mental pain* und *psychache* geprägt worden (Shneidman, 1993). Mit *mental pain* ist ein innerer Schmerzzustand gemeint, in dem die Identität des Menschen bzw. die seelische Existenz akut in Gefahr ist, eine Art traumatischer Zustand (Orbach et al., 2003). Das Selbst wird als negativ, unerträglich erlebt, was eine existenzielle Bedrohung darstellen kann. Ein Patient schrieb beispielsweise:

> In meinem Kopf ist die Hölle los. Ich begreife nichts mehr. Habe unheimliche Angst. Mein Körper zittert ... Wenn das nicht sofort aufhört und ich nicht wieder voll da bin, mache ich Schluss. Bitte helfen Sie mir.

In einem solchen Alarmzustand, in dem die Bewältigungsmöglichkeiten momentan versagen, scheint oft nur noch die Flucht als Lösung zu bleiben. Baumeister (1990) spricht in diesem Zusammenhang von *„escape from self"*. Der Suizid ist in diesem Kontext eine Flucht vor einem als unerträglich erlebten Selbst. Patienten berichten: „Ich musste dem ein Ende setzen" oder „Ich wollte auf eine Art meine Gedanken töten", und drücken somit eine zielorientierte Handlung aus; Suizid soll „Erlösung" bringen. Misserfolge werden sich selbst zugeschrieben (negative Selbstattribution), was zu Selbstvorwürfen und Scham führen kann. Was folgt, ist eine „kognitive Dekonstruktion" mit veränderter Zeitperspektive (z. B. Tunnelblick, dysfunktionale Annahmen, kein Zugriff auf lebensorientierte Ziele, Schwarz-Weiß-Denken). Typische suizidale Kernkognitionen sind beispielsweise: „Ich kann es nicht verändern"; „Ich bin eine Last für meine Familie"; „Mir können die Fehler, die ich gemacht habe, nie verziehen werden"; „Suizid ist die einzige Möglichkeit, meine Probleme zu lösen". Der akute suizidale psychische Schmerz ist zeitlich begrenzt und geht mit einem physiologischen Arousal sowie einem Gefühl der Unerträglichkeit einher (Rudd, 2000).

Viele Patienten berichten, dass ihre Suizidhandlung wie automatisch abgelaufen sei. Tatsächlich finden wir in den Berichten von Menschen mit suizidalem Erleben und Verhalten oft Hinweise auf **dissoziative Zustände** (s. den Kasten „Dissoziative Zustände") während der eigentlichen Suizidhandlung. Dies ist an sich nicht erstaunlich, wenn wir die Dissoziation mit dem akuten traumatischen Erleben von *mental pain* in Zusammenhang bringen. Dissoziation bedeutet in diesem Kontext, dass der körperliche Schmerz und die Angst vor dem Tod nicht verspürt werden. Hier die Beschreibung einer Patientin:

> Ich fühlte mich in diesem Moment außerhalb meiner selbst. Wie in Trance. An vieles kann ich mich nicht erinnern. Ich schaute zu, wie das Blut tropfte, und ich hatte keine Schmerzen. Da kam plötzlich die Angst. Todesangst und die Erkenntnis: Es ist falsch, was du da machst.

Dissoziative Zustände sind im Zusammenhang mit Suizidhandlungen von Israel Orbach (1994) untersucht worden. Ihre typischen Merkmale sind das Gefühl, außerhalb seiner selbst zu sein, fehlende Schmerzempfindung (Analgesie), emotionale Überflutung, Freezing und Depersonalisation, Kontrollverlust sowie das Gefühl der Irreversibilität. Diese Zustände ebnen den Weg für weitere Suizidhandlungen, denn wenn eine Handlung nicht als schmerzhaft oder angstbesetzt erlebt wird, ja Erleichterung bringt (ein Ende des seelischen Schmerzes), ist die Wahrscheinlichkeit groß, dass derselbe Handlungsplan in ähnlichen Krisen wieder ablaufen wird. Ein Patient, der mit einer Schusswaffe in den Wald ging, berichtete:

> Ich habe irgendwie gewechselt zwischen einer Trance und einer Realität. Ich bin ungefähr eine Stunde durch den Wald gelaufen und habe mir eigentlich nicht überlegt, was dagegen spricht. Ich war erleichtert, dass es nun endlich aufhören wird. Erst später, als ich mein Plätzchen gefunden hatte, kamen die Gedanken wieder: „Weshalb werfe ich mein Leben fort?" Aber das waren jeweils nur sehr kurze Sequenzen.

Dissoziative Zustände

Dissoziative Zustände sind Veränderungen in der Wahrnehmung der eigenen Person, der Sinne, der Umgebung und der Zeit. Diese Zustände sind vorübergehend und können im Schweregrad stark variieren. Dissoziative

Symptome treten im Zusammenhang mit akuten traumatischen Erlebnissen, posttraumatischen Belastungsstörungen, akuten Stressreaktionen und manchmal auch mit Panikattacken auf. Typische Beschreibungen dissoziativer Symptome sind: sich wie betäubt fühlen, wie in Trance handeln, sich (fremd)gesteuert fühlen, wie mit einem Autopilot funktionieren, kein Zeitgefühl mehr haben, den Körper nicht mehr spüren, Schmerz nicht mehr wahrnehmen. Patienten berichten: „Ich fühlte mich in diesem Moment außerhalb meiner selbst"; „wie im Autopilot"; „an vieles kann ich mich nicht mehr erinnern".
Verschiedene Autoren haben darauf hingewiesen, dass dissoziative Symptome in der akuten suizidalen Krise häufig sind (Orbach, 1994, 2003; Shneidman, 1985). Dies sind sowohl Patienten mit wie auch ohne frühere traumatische Erfahrungen. Orbach (1994) argumentierte, dass dissoziative Zustände wegen der Entfremdung vom eigenen Körper und der Analgesie (Schmerzlosigkeit) selbstschädigende Handlungen überhaupt erst ermöglichen. Die Entfremdung vom eigenen Körper kann psychologisch als Fragmentierung des Selbst, das im Normalzustand eine somatopsychische Einheit bildet, verstanden werden. Kommt es zur Dissoziation, trennt sich das Selbst des Patienten buchstäblich ab und die Realitätsprüfung scheitert (Maltsberger, 2004).

Traumatische Erfahrungen werden, so wissen wir aus der Traumaforschung, in den neuronalen Netzwerken gespeichert und können durch das Wiedererleben oder Erinnern von ähnlichen Situationen reaktiviert werden (Lanius et al., 2001; Bremner et al., 1999; McFarlane et al., 2002). In traumatischen Stresszuständen ist die Funktion des präfrontalen Kortex beeinträchtigt, was das überlegte Planen und Handeln einschränkt. Die Muster der neuronalen Aktivierung im Gehirn von Patienten, die einen Suizidversuch unternommen haben, weisen Ähnlichkeiten mit der neuronalen Aktivierung bei posttraumatischer Belastungsstörung auf (Reisch et al., 2010). Dieser suizidale Modus schließt die „seelische Schmerzerfahrung" und die Suizidhandlung ein, da beide nach einem Suizidversuch miteinander verknüpft sind.

2.1.5 Suizidaler Modus

In den Erzählungen der Patienten kommen sehr häufig Ausnahmezustände im Sinne des sogenannten suizidalen Modus zum Ausdruck (s. den Kasten „Der suizidale Modus", S. 25). Der Begriff „Modus" stammt aus der kognitiven Verhaltenstherapie und wurde erstmalig von Beck (1996) verwendet. Der suizidale Modus wurde von Rudd (2000) beschrieben und meint einen kognitiv-emotional-physisch-behavioralen Zustand, der typisch für die akute suizidale Krise ist. Nach einer ersten solchen Krise steht er jederzeit bereit und kann durch spezifische Auslöser, die das Selbst bedrohen, von einem Moment auf den anderen abgerufen werden (s. Kap. 1.4.2, S. 21: biologische Perspektive). Eine Patientin, die sich vom Balkon fallen ließ, berichtet über diesen Zustand:

> All dieser Schmerz und die negativen Gedanken ... ich kann mich nur an Teile des ganzen Tages erinnern. Nur noch daran, dass ich nicht mehr weiterwusste. Ich war so verzweifelt. Ich verlor völlig die Kontrolle über mein Leben. Das wollte ich nicht. Aber als ich vom Balkon fiel, erinnere ich mich, wie ich aufblickte und meinen Kollegen oben sah. Das war der erste Moment der Klarheit. Und dann wurde mir klar: Ich wollte das nicht, ich konnte nicht zurückgehen ... und ich fragte mich: Wie konnte das geschehen?

Diese Patientin berichtete übrigens nach der zweiten ASSIP-Sitzung:

> Obschon ich vor etwa einer Woche wieder so etwas wie den Beginn von Suizidgedanken hatte, geht es mir wesentlich besser als vor zwei Wochen. Das Gespräch mit Ihnen und speziell das gemeinsame Anschauen des Videos halfen

mir sehr, mit mir weiterzukommen. Heute sehe ich viel klarer und weiß, was ich tun kann, damit es nicht wieder so weit kommt.

Wir gehen davon aus, dass der suizidale Modus zumindest nach einem Suizidversuch nicht „wegtherapiert" werden kann, weil er als Lösung für einen unerträglichen seelischen Zustand neuronal gespeichert ist. Wenn der suizidale Modus also einmal etabliert ist, kann der Zustand durch spezifische Auslöser reaktiviert werden *(switch on)*. Er steht jederzeit zur Verfügung, besonders dann, wenn eine Situation, Lebensumstände oder schwierige Gefühle das Selbst bedrohen und keine andere Handlungsstrategie vorhanden ist. Was heißt das nun für die Behandlung? Nach einem Suizidversuch sollte eine emotionale und kognitive Umstrukturierung, die sich spezifisch auf diesen suizidalen Modus ausrichtet, angestrebt werden. Patienten brauchen in den gefährlichen Situationen eine verbesserte Wahrnehmung suizidspezifischer Warnzeichen, um unbewusst ablaufende Prozesse frühzeitig erkennen zu können, und sie brauchen entsprechende Strategien, die helfen, künftige Krisen abzuwenden. Indem der Patient lernt, suizidale Muster und Abläufe besser zu erkennen und zu beeinflussen, kann er handlungsfähig bleiben.

2.1.6 Fazit

Suizid ist eine Handlung. Handlungen erklären wir in Form von Geschichten. Patienten bewerten die therapeutische Beziehung bei narrativen Interviews besser als bei der üblichen klinischen Interviewtechnik, bei der der Interviewer exploriert, indem er gerichtete Fragen stellt.

Patienten erleben während ihrer suizidalen Krise einen charakteristischen unerträglichen seelischen Schmerz, den sogenannten *mental pain*. Sie befinden sich in einem psychischen Ausnahmezustand, der manchmal von Symptomen einer Dissoziation begleitet wird.

Der suizidale Modus (ein *On-off*-Phänomen) erklärt, weshalb nach einem Suizidversuch das Risiko für weitere Suizidhandlungen stark erhöht ist. Der einmal etablierte suizidale Modus, dessen behavioraler Teil die Suizidhandlung als Lösung ist, kann nicht „wegtherapiert" werden. Eine Kurztherapie muss deshalb die folgenden Elemente einschließen:

- Erarbeitung eines gemeinsamen Verständnisses des suizidalen Erlebens und Handelns mittels des Narrativs des Patienten und Aufbau einer tragenden Therapiebeziehung
- Vermittlung von psychoedukativem Wissen
- Emotionale und kognitive Aktivierung und Umstrukturierung
- Verbesserung der Wahrnehmung von Warnzeichen, die einer suizidalen Krise vorausgehen
- Erarbeitung von handlungsorientierten Bewältigungsstrategien
- Längerfristige therapeutische Verankerung

Mit ASSIP versuchen wir, die oben aufgeführten Aspekte zu vereinen (s. **Abb. 2-2**).

2.2 Grundlagen und Ziele von ASSIP

2.2.1 Zielgruppe der Kurztherapie ASSIP

Die Kurztherapie ASSIP richtet sich an Patienten **nach einem Suizidversuch**. Dieses therapeutische Angebot ist kein Ersatz für eine längerfristige Therapie, sondern ein spezifisches klinisches Angebot, das zum Ziel hat, mittels einer minimalen Anzahl von Therapiesitzungen (drei bis vier) die Hintergründe der suizidalen Krisen zu klären und weitere Maßnahmen zur Vorbeugung zu erarbeiten. ASSIP muss immer als Ergänzung zu einer aktuellen und längerfristigen Therapie verstanden werden. Der Fokus von ASSIP liegt auf dem suizidalen Erleben und Verhalten. Andere Themen (psychiatrische Diagnosen, Traumaerfahrungen etc.) werden therapeutisch nicht weiter bearbeitet. Entsprechende längerfristige The-

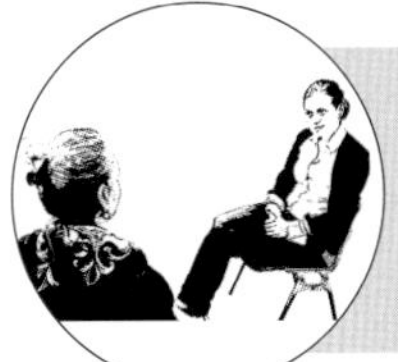

Narratives Interview: Klärung der Hintergründe einer suizidalen Krise mittels offener Fragen und Aufbau einer therapeutischen Allianz

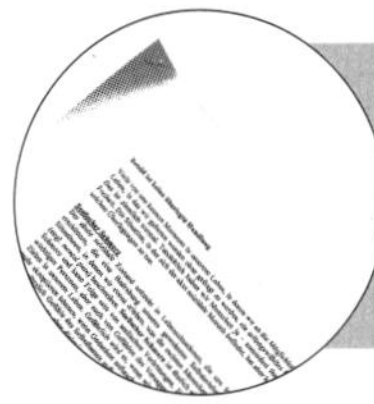

Psychoedukative Unterlagen, um persönliche Erfahrungen mit theoretischen Konzepten in Verbindung zu bringen

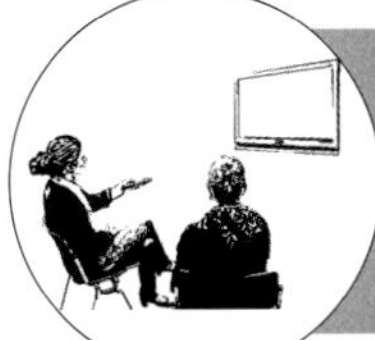

Video-Playback zur emotionalen und kognitiven Aktivierung, Identifikation wichtiger – in der suizidalen Krise bedrohter – Lebensthemen, Vulnerabilität & Trigger. Aufdecken von suizidspezifischen Warnzeichen und Erarbeitung von Handlungsstrategien. Durch eine vertiefte Reflexion findet eine emotionale Neuintegration und eine kognitive Umstrukturierung statt.

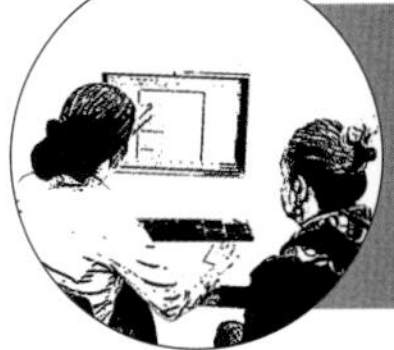

Schriftliche Fallkonzeption suizidalen Verhaltens: Gemeinsame Formulierung und Überarbeitung der Hintergründe einer suizidalen Krise, der längerfristigen Therapieziele und individuellen Warnsignale. Präventive Handlungsstrategien werden festgehalten und gegebenfalls eingeübt.

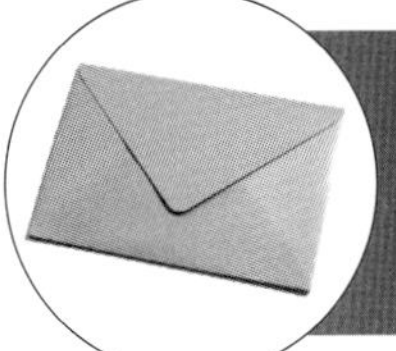

Kontakt zum Patienten über zwei Jahre hinweg mit regelmäßigen Briefen zur Stärkung der therapeutischen Verankerung und zur Erinnerung an die präventiven Strategien

Abbildung 2-2: Elemente von ASSIP

rapieziele, die mit dem suizidalen Erleben und Verhalten in Zusammenhang stehen, werden in der ASSIP-Fallkonzeption formuliert, um sie in einer weiterführenden, längerfristigen Behandlung gemeinsam mit dem fallführenden Therapeuten wieder aufnehmen zu können.

Idealerweise werden Patienten nach der ersten medizinischen und psychischen Stabilisierung innerhalb von 14 Tagen bis drei Wochen der ASSIP-Kurztherapie zugewiesen. Sie eignet sich aber auch für Patienten, deren suizidale Handlung länger, manchmal auch Jahre, zurückliegt. Voraussetzung für die Behandlung ist die Bereitschaft des Patienten, meist bei erneuter suizidaler Krise, und seine Motivation, diese zu bearbeiten. Für die Einleitung der notwendigen psychiatrischen und psychotherapeutischen Nachbehandlung ist der zuweisende Therapeut verantwortlich. Allerdings sollte der ASSIP-Therapeut spätestens nach Abschluss der Kurztherapie, besser jedoch nach jeder Sitzung, dem zuständigen Behandler (stationär oder ambulant) eine kurze Rückmeldung über den Verlauf der Sitzung und eine Einschätzung des aktuellen Suizidrisikos geben. Durch eine aktive Rückmeldung (Zusenden eines Abschlussberichts, telefonische Kontaktaufnahme) hilft der ASSIP-Therapeut die suizidspezifische Arbeit des Patienten mit der längerfristigen (psychiatrisch/psychotherapeutisch indizierten) Behandlung zu vernetzen.

Die Kurztherapie ASSIP ist unabhängig vom Behandlungssetting, beispielsweise einer psychiatrischen Klinik; sie richtet sich also gleichermaßen an Patienten, die ambulant, teilstationär oder stationär behandelt werden. In den letzten Jahren wurde ASSIP national und international in verschiedenen Gesundheitssystemen implementiert (www.assip.ch; www.assip.org). Hierbei zeigten sich Unterschiede in der Durchführung und Erhaltung von ASSIP. Dies mag unter anderem daran liegen, dass die Kurztherapie ASSIP in der Schweiz entwickelt wurde, einem Land, in dem stationäre Behandlungen einzelne Tage bis Monate dauern können und die weiterführende ambulante Langzeittherapie weit verbreitet ist und auch von den meisten Patienten genutzt wird. Andere Länder haben andere Gesundheitssysteme, häufig mit wenig Möglichkeiten einer langfristigen ambulanten Psychotherapie, in der Therapieziele, die in Zusammenhang mit dem suizidalen Erleben und Verhalten stehen, aufgenommen werden können. Solche Unterschiede sollten bei der Implementierung der Kurztherapie ASSIP berücksichtigt werden.

Für Patienten, die im Rahmen einer psychotischen Erkrankung einen Suizidversuch unternehmen, ist diese Kurztherapie nicht geeignet, da diese Patienten oft aufgrund wahnhaften Denkens und/oder imperativer Stimmen suizidal handeln. Demzufolge fehlt in der Regel der Zugang zur eigentlichen Geschichte und zur Klärung der Muster. Ebenso können nur Patienten behandelt werden, deren Sprache der Therapeut fließend spricht und schreibt, da Sprache nicht nur für den therapeutischen Prozess wichtig ist, sondern auch schriftliche Unterlagen (z. B. Fallkonzeption, Briefe) eingesetzt werden. Bei Patienten mit einer Borderline-Störung gilt die DBT als Therapie der Wahl. Obschon die einzelnen ASSIP-Sitzungen von den Patienten positiv erlebt werden, benötigen diese Patienten eine intensivere spezifische Behandlung.

2.2.2 Wirkfaktoren von ASSIP

Die Kurztherapie ASSIP ist auf Patienten ausgerichtet, die einen Suizidversuch unternommen haben. In einer randomisierten kontrollierten Verlaufsstudie mit einem zweijährigen Follow-up konnte gezeigt werden, dass ASSIP das Risiko für weitere suizidale Handlungen um annähernd 80 % reduziert (Gysin-Maillart et al., 2016). Dabei wird die Anzahl stationärer Behandlungstage kosteneffektiv reduziert, ohne einen Anstieg der ambulanten Sitzungen auszulösen (Gysin-Maillart et al., 2016; Park et al., 2018). Die Wirkfaktoren von ASSIP sind in **Abbildung 2-3** grafisch dargestellt und werden im Folgenden kurz beschrieben.

Die **therapeutische Beziehung** ist ein Schlüsselelement in der Behandlung von Patienten mit suizidalem Verhalten. Mittels eines *narrativen Interviews* soll die persönliche Geschichte des Patienten verstanden werden, die zur suizidalen Krise führte, und eine tragende therapeutische Beziehung aufgebaut werden. Es zeigte sich, dass die Zufriedenheit der Patienten mit der therapeutischen Beziehung und dem

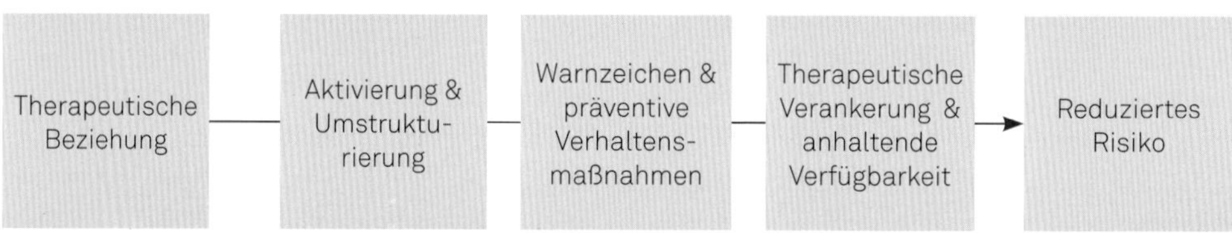

Abbildung 2-3: Wirkfaktoren der Kurztherapie ASSIP

Therapieergebnis von der ersten bis zur dritten Sitzung signifikant zunimmt (Gysin-Maillart et al., 2017). Je besser die Qualität der Therapiebeziehung beurteilt wurde, umso weniger Suizidgedanken wurden im Langzeitverlauf berichtet (Gysin-Maillart et al., 2016; Ring & Gysin-Maillart, 2020).

Das *Video-Playback* dient der Rekonstruktion der Geschichte des Patienten. Durch die **Aktivierung** des suizidalen Modus während der Videokonfrontation können bedrohte Lebensthemen identifiziert werden, die mit dem Suizidversuch im Zusammenhang stehen. Diese Aktivierung und gleichzeitig Distanzierung (Beobachterperspektive) in einer sicheren Umgebung ermöglicht eine emotionale Neuintegration und kognitive **Umstrukturierung**, indem durch eine vertiefte Reflexion spezifische Muster und Abläufe geklärt werden, die zu einer suizidalen Krise führen. Durch das Einnehmen einer Außenperspektive wird dem Patienten ein kontrolliertes Eintauchen in den suizidalen Modus ermöglicht, ohne sich darin zu verlieren. Gleichzeitig werden gemeinsam individuelle **Warnzeichen** anhand der eigenen Geschichte im aktivierten suizidalen Modus aufgedeckt, die dem Patienten helfen sollen, frühzeitig suizidale Krisen zu erkennen. **Präventive Verhaltensstrategien** werden ausgearbeitet, um zukünftige suizidale Krisen frühzeitig unterbrechen zu können. Neue protektive Gedächtnisinhalte können dadurch in das suizidale Netzwerk integriert werden. In der *individuellen Fallkonzeption suizidalen Verhaltens* wird einerseits eine gemeinsame Sprache (zu Hintergründen, Therapiezielen, Warnzeichen und Strategien im Fall von Suizidgefahr) mit dem Patienten erarbeitet, anderseits schafft sie die Grundlage für die weiterführende therapeutische Behandlung suizid-relevanter Themen (außerhalb von ASSIP). Innerhalb einer vierten (optionalen) Sitzung, der *Mini-Exposition*, werden die verhaltensorientierten Strategien eingeübt, was den Effekt der Umstrukturierung und Abrufbarkeit neuer funktionaler Strategien verstärkt. *Psychoedukative Unterlagen* sollen dem Patienten dabei helfen, die persönlichen Erfahrungen mit den theoretischen Konzepten in Verbindung zu bringen.

Durch das Zusenden von *Briefen* über zwei Jahre hinweg wird eine lose, aber anhaltende Therapiebeziehung aufrechterhalten, mit dem Ziel, eine **therapeutische Verankerung** gemäß dem Konzept der sicheren Basis herzustellen. Dadurch wird der Patient daran erinnert, dass ein **schneller und direkter Zugang zum Helfersystem** gewährleistet ist. Das Zusammenwirken dieser Faktoren soll das Risiko einer erneuten Suizidhandlung langfristig reduzieren.

Die beschriebenen Wirkfaktoren wurden in der *ASSIP-Adhärenz- und -Kompetenzskala* festgehalten (ASSIP Adherence & Competence [Gysin-Maillart, Conner, Pisani, Westrin & Ehnvall, in preparation], verfügbar unter www.assip.org oder bei Gysin-Maillart).

2.2.3 Kurztherapie ASSIP im Überblick

Die Kurztherapie ASSIP besteht aus drei bis vier Sitzungen und einem regelmäßigen Briefkontakt über zwei Jahre hinweg:

1. Sitzung: Narratives Interview über die Hintergründe des Suizidversuchs. Das Gespräch wird auf Video aufgezeichnet.

Hausaufgabentext: Der Patient erhält den Text „Suizid ist keine überlegte Handlung“ am Ende der ersten oder der zweiten Sitzung zum Lesen und Kommentieren mit nach Hause (s. Anhang 4: „Suizid ist keine überlegte Handlung“). Zu Beginn der darauffolgenden Sitzung (Sitzung zwei oder drei) werden der Text und die Notizen des Patienten gemeinsam besprochen.

2. Sitzung: Video-Playback. Das aufgezeichnete narrative Interview – oder Teile daraus – wird gemeinsam mit dem Patienten angeschaut, wobei es regelmäßig für Reflexionen und zusätzliche Informationen unterbrochen wird. Die Muster und Abläufe, die einer suizidalen Krise vorausgehen, werden vertieft geklärt, längerfristige Therapieziele und suizidspezifische Warnzeichen aufgedeckt und mögliche präventive Verhaltensmaßnahmen erarbeitet.

3. Sitzung: Fallkonzeption der suizidalen Handlung. Eine schriftliche Zusammenfassung der Muster und Abläufe, die einer suizidalen Krise vorausgehen, der längerfristigen Maßnahmen/Therapieziele, Warnzeichen und Strategien werden gemeinsam mit dem Patienten überarbeitet. Anschließend werden die schriftlichen Unterlagen zuhanden des Patienten und mit seinem Einverständnis an den Zuweiser (z. B. Klinik oder niedergelassener Therapeut) und den Nachbehandler (z. B. Psychotherapeut, Hausarzt) verschickt. Der Patient erhält einen kreditkartengroßen Leporello mit den individuellen Warnsignalen und einem hierarchischen Notfallplan bei erneuter suizidaler Krise.

4. Sitzung (optional): Mittels einer Mini-Exposition werden die erarbeiteten Strategien anhand des Videos eingeübt und gegebenenfalls angepasst.

Briefe: Nach den Sitzungen werden dem Patienten regelmäßig semistandardisierte Briefe zugeschickt. So wird der Kontakt mit dem Patienten vonseiten des ASSIP-Therapeuten über zwei Jahre aufrechterhalten und ihm das Angebot gegeben, sich bei Bedarf zu melden.

2.3 Planung der Behandlungssitzungen

2.3.1 Rahmenbedingungen

Die Kurztherapie ASSIP umfasst drei bis vier Sitzungen, die optimalerweise im Zeitraum von einer bis maximal vier Wochen stattfinden. Dieser Zeitrahmen ist jedoch den Umständen des Patienten anzupassen (z. B. schwere depressive Symptomatik, berufliche oder familiäre Hindernisse). Für die Therapiesitzungen sollten inklusive Vor- und Nachbereitung 90 Minuten eingeplant werden. Dabei sind 40 bis 60 Minuten für den direkten Patientenkontakt vorgesehen und 30 Minuten für die Nachbereitung (Schreiben der Fallkonzeption, Dokumentation des Suizidrisikos, Rückmeldung an den fallführenden Therapeuten etc.).

Sich mit der suizidalen Krise auseinanderzusetzen, erleben die Patienten ganz unterschiedlich. Es können sehr starke Gefühle wie Angst, Scham oder Trauer ausgelöst werden. Die klinische Erfahrung zeigt jedoch, dass auch bei starker emotionaler Aktivierung die Patienten das narrative Interview in den meisten Fällen als befreiend erleben. Die eigene Geschichte des suizidalen Verhaltens einem aufmerksamen Zuhörer zu erzählen, führt meist zu einem Spannungsabbau, wie folgende Aussage verdeutlicht: „Es war anstrengend, aber gut. Ich bin jetzt müde, aber auch erleichtert." Der Therapeut kann dazu psychoedukativ intervenieren, indem er z. B. sagt: „Es kann gut sein, dass Sie nach der heutigen Sitzung müde sein werden. Dies ist ganz normal und ein Zeichen dafür, dass ein Verarbeitungsprozess in Gang gekommen ist. Falls gewisse Inhalte Sie anhaltend beschäftigen, können Sie sich gerne bei mir melden." Die Patienten brauchen ein wertfreies und empathisches Verständnis für starke Emotionen wie Scham, Trauer und Verzweiflung.

Falls Patienten nicht zum vereinbarten Termin erscheinen, absagen oder Termine verschieben, ist es wichtig, aktiv Kontakt aufzunehmen (anrufen, auf die Station gehen, schreiben, wenn möglich Hausbesuche machen), um Fragen zu klären, Befürchtungen zu besprechen und so viel Unterstützung wie möglich anzubieten, damit sich die Wahrscheinlichkeit erhöht, dass der Patient die Kurztherapie fortsetzt.

Die Kurztherapie ASSIP wird idealerweise in den ersten drei Wochen nach dem Suizidversuch durchgeführt. Wobei erste Untersuchungen darauf hinweisen, dass der Zeitraum zwischen suizidaler Handlung und Zeitpunkt des ASSIP-Erstkontaktes keinen Einfluss auf die suizidspezifischen Ergebnisse von ASSIP hat (Bötschi, 2020; Keller, 2019).

Die Nachbehandlung wird durch den Fallverantwortlichen/Zuweiser organisiert. Der Therapeut sollte darauf achten, dass ASSIP keine Familientherapie ist. Bei jugendlichen Patienten sollte deshalb frühzeitig geklärt werden, dass die Behandlung im Einzelsetting stattfindet und der Patient am Ende der Behandlung entscheiden kann, welche Aspekte er mit seiner Familie teilen möchte (z.B. den Krisenplan). Dies kann in einer zusätzlichen Sitzung erfolgen. Achtung: Ohne Videoaufnahme gibt es kein ASSIP.

2.3.2 Therapeutisches Setting

Die Kurztherapie ASSIP ist ein Angebot für Patienten nach Suizidversuch, welches im Einzelsetting durchgeführt wird. Sie ist kein Ersatz für eine längerfristige Therapie und sollte als Ergänzung (Add-on) zu einem regulären Behandlungssetting (ambulant, teilstationär, stationär) durchgeführt werden. ASSIP besteht aus drei bis vier Sitzungen und einem anhaltenden Therapieangebot mittels Briefen. Für die erste Sitzung ist die Verfügbarkeit einer Videokamera notwendig. Der Therapeut richtet vor dem Eintreffen des Patienten den Raum so ein, dass die Kamera sowohl Patient wie auch Therapeut aufnimmt. Dafür werden zwei Stühle verwendet, die in einem Winkel von ca. 90° angeordnet sind. Bei den Autoren hat sich ein Raum mit zwei fest installierten Kameras bewährt, die eine sogenannte Split-Screen-Aufnahme (Patient und Therapeut erscheinen auf dem Monitor in Großaufnahme nebeneinander) ermöglicht. Voraussetzung ist eine solche Anlage jedoch nicht. Für die zweite und vierte (optionale) Sitzung ist ein Laptop oder TV-Bildschirm zum Abspielen der Aufnahme notwendig. Dabei sitzen Patient und Therapeut Seite an Seite. Die Ausarbeitung und Überarbeitung der schriftlichen Unterlagen geschieht am Computer (oder Laptop). Der Therapeut und der Patient sollten auch hier gemeinsam vor dem Bildschirm sitzen können.

2.4 Erste Sitzung: Narratives Interview

2.4.1 Einführung

Heute Morgen sind es genau sechs Jahr her.

Ich denke gerade fest an diese Zeit, an den Moment, an den Versuch, dieses seltsame Gefühl an diesem Tag, und die Angst, meine Familie nie mehr wieder zu sehen, das Aufwachen im Spital, diese zweite Chance, die Augen meiner Frau, die mich angeschaut haben, den Moment, als ich meine Kinder in die Arme nehmen konnte, die aufwühlenden Sitzungen bei Ihnen ...
Sie gaben mir unendlich viel Halt und Zuversicht.
Dafür möchte ich Ihnen danken.
Für immer.

Herr D.

(E-Mail eines ASSIP-Patienten, 2021)

In der ersten Sitzung wird das narrative Interview durchgeführt. Dieses wird auf Video aufgenommen. Das *Ziel* des narrativen Interviews ist es, die persönliche Geschichte des Patienten zu verstehen, die zur suizidalen Krise führte. Das narrative Interview dauert typischerweise 20 bis 30 Minuten. Die Sitzung beginnt damit, dass der Therapeut dem Patienten einen kurzen Überblick über das Behandlungsrational gibt. Danach hat der Patient die Möglichkeit, Fragen zu stellen, die bezüglich des Vorgehens noch offen sind. Im Anschluss sollte der Patient die Einverständniserklärung für Videoaufnahmen unterzeichnen (s. Anhang 3: „Einverständniserklärung zur Videoaufnahme“). Dieses Formular kommt zu den Unterlagen des Therapeuten. Es ist hilfreich, dem Patienten zu erklären, dass die Videoaufnahme für das weitere Vorgehen der Kurztherapie notwendig ist (s. Kap. 2.6, Video-Playback s. Kap. 2.6, Mini-Exposition s. Kap. 2.8).

2.4.2 Vorgehen

Der Therapeut beginnt die erste Sitzung mit einer „narrativen Eröffnungsfrage“, d.h. einer offenen Frage:

Bitte erzählen Sie mir Ihre Geschichte in Ihren eigenen Worten. Wie kam es zu diesem Suizidversuch?

Jeder Suizidversuch hat eine Geschichte. Bitte erzählen Sie mir Ihre (in Ihren eigenen Worten).

Der Therapeut lässt den Patienten sprechen, bis dieser die Erzählung von selbst beendet. Dabei vertraut er auf die narrative Kompetenz des Patienten (s. Kap. 2.1.3). Da viele Patienten gewohnt sind, in einem therapeutischen Setting „befragt“ zu werden, kann es vorkommen, dass sie ihre Geschichte zu Beginn zögerlich erzählen. In den meisten Fällen sprechen sie dann aber zunehmend gelöster. Ereignisse bekommen eine Bedeutung im Kontext der Geschichte. Einige Patienten fragen: „Wo soll ich anfangen?“, worauf der Therapeut antworten kann: „Das liegt ganz bei Ihnen. Nur Sie wissen, was alles dazugehört.“ Ein häufiges Muster ist, dass Patienten die Geschichte mit einem vergangenen Ereignis beginnen: „Als ich fünf Jahre alt war ...“, um dann zur eigentlichen suizidalen Krise zu kommen: „Da waren wieder dieser Schmerz und der Gedanke: So will ich nicht mehr weiterleben.“

Der Patient soll als Experte seiner Geschichte frei sprechen können. Der Therapeut muss lernen, auf die Fähigkeit des Patienten zu vertrauen, dass dieser seine Geschichte in seinen eigenen Worten erzählen kann. Hier soll nicht bewertet, analysiert und interpretiert werden. Durch das aufmerksame Zuhören anerkennt der Therapeut wichtige bedrohte Lebensthemen und deren Bedeutung für das Verständnis der suizidalen Krise. Das Teilen der persönlichen Geschichte mit einem aufmerksamen Zuhörer bietet die Grundlage für eine längerfristige therapeutische Verankerung.

Der Therapeut lässt den Patienten sprechen, bis dieser die Erzählung selbst beendet. Die Geschichte endet vorerst, wenn der Patient dies anzeigt, indem er sie abschließt. Oft ist dies nach dem eigentlichen Suizidversuch der Fall. Der Therapeut lässt Pausen im

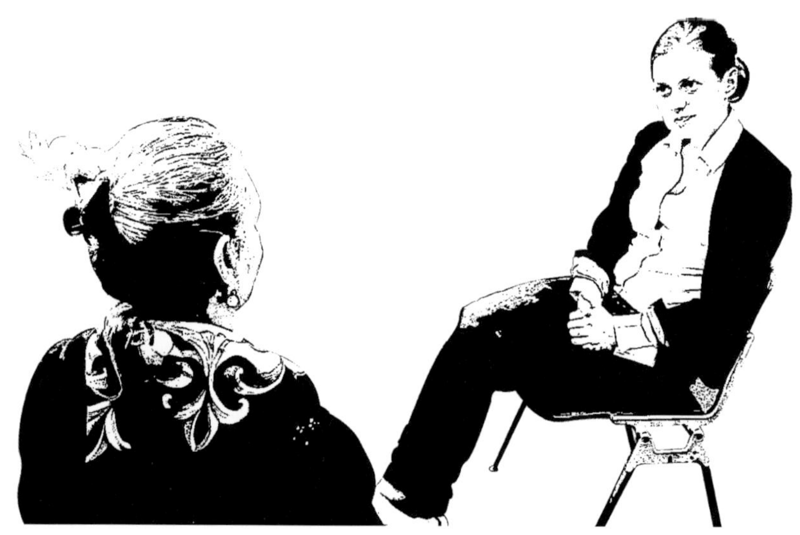

Sprechfluss zu, ohne die Erzählung des Patienten zu unterbrechen, auch wenn dadurch gewisse Fragen offenbleiben und wichtige Themen möglicherweise nur angeschnitten werden. Der Therapeut macht während der Erzählung keine Notizen und nimmt stets eine wertfreie und zugewandte Haltung ein (er hält den Augenkontakt). Erst im Anschluss an die Erzählung kann der Therapeut wenn nötig vertiefende Fragen stellen, um die zugrunde liegenden Muster, die Hintergründe und/oder den suizidalen Prozess (inkl. Trigger) besser zu verstehen. Diese Fragen sind offen zu stellen, das heißt, dass sie nicht mit Ja oder Nein beantwortbar sein dürfen und der Patienten weiterhin narrativ antworten kann. Zum Beispiel:

Ich verstehe noch nicht ganz, wie es kommt, dass der Suizid eine Option wurde in Ihrem Leben.

Können Sie mir helfen, es noch besser zu verstehen?

Können Sie mir Ihre erste suizidale Krise noch genauer beschreiben?

Können Sie mir den Ablauf Ihrer letzten suizidalen Krise noch genauer beschreiben? Wie in Zeitlupe?

Ein „Warum" sollte ebenso vermieden werden wie die Aufforderung „Erklären Sie mir ...", denn damit wird keine Einladung formuliert, mit der Geschichte fortzufahren. Vielmehr läuft das Interview Gefahr, in das übliche Frage-Antwort-Schema zu verfallen, aus dem nur schwer herauszukommen ist, und einem Ursache-Wirkungs-Prinzip zu erliegen (s. dazu mehr im Anhang 5: „Hilfreiche Fragen zur ASSIP-Kurztherapie").

Patientenbeispiel

Therapeut: Guten Tag, Frau S. Vielen Dank, dass Sie gekommen sind. Bitte erzählen Sie mir die Geschichte Ihres Suizidversuchs in Ihren eigenen Worten.

Patientin: Wo soll ich beginnen? Eigentlich begann alles schon in der Schule, als ich das erste Mal eine Krise hatte. Damals wusste ich nicht, wie weiter, was ich aus mir machen sollte; alles wurde mir zu viel. Ich hatte große Zukunftsängste. Die Angst, nicht zu genügen, war schrecklich. Eine Freundin stand mir in dieser schweren Zeit bei, sodass es damals zu keinem Suizidversuch kam. Danach vergingen Jahre, in denen es mir eigentlich gut ging. Ich war stets eine positive und lustige Frau, die alle mochten.
Diesmal begann die Krise im Herbst. Es schien, als ob alles zusammenkäme. Heute erscheint es mir beinahe lächerlich, doch in jenem Moment war es zu viel für mich. Zuerst trennte sich mein Freund von mir. Dies tat mir sehr weh, weil ich das Gefühl hatte, dass er der Richtige gewesen wäre. Ich war so unendlich traurig. Oft dachte ich: „Es hat nicht gereicht." Ich konnte immer weniger schlafen und rutschte in eine Abwärtsspirale. Kurz darauf musste ich für drei Wochen ins Krankenhaus, um mein Knie operieren zu lassen. Dadurch war ich völlig isoliert von den Menschen, die ich mochte. Das Gefühl, alles zu verlieren, nichts dagegen tun zu können und völlig die Kontrolle zu verlieren, wurde übermächtig in mir. Ich konnte nicht mehr positiv sein, mir war, als ob ich alles verliere und nicht genüge. Immer öfter dachte ich an Suizid, als Ausweg vor all dem Schmerz. Ich hatte große Angst; meine Seele schmerzte mich, es ging mir zunehmend schlechter. Als sich mein Exfreund vor etwa sechs Wochen wieder bei mir meldete, warnte mich meine Freundin. Aber ich beschloss trotzdem, ihn zu treffen. Die alten Gefühle für ihn waren wieder da – bis ich herausfand, dass er mit einer anderen Frau auf einem Tanzabend gesehen worden war. Der alte Schmerz überschwemmte mich, ich hatte das Gefühl, nicht wie ein Mensch, sondern wie ein Stück Dreck behandelt zu werden. Da kippte etwas in mir. Ich musste gar nicht viel überlegen. Ich ging in die Apotheke und kaufte mir ...

Einige Patienten haben die Tendenz, ihre Geschichte in einer Kurzform zu erzählen: „Ja, und dann nahm ich die Tabletten." In solchen Fällen ist es wichtig, den suizidalen Prozess mit offenen Fragen zu vertiefen, um später individuelle Warnzeichen herausarbeiten zu können und Strategien für suizidale Krisen zu entwickeln.

Können Sie mir genauer erzählen, wie das abgelaufen ist?

Stellen Sie sich vor, wir würden den Ablauf Ihres Suizidversuchs zusammen in Zeitlupe anschauen. Was würde ich sehen? Was haben Sie gefühlt, was waren Ihre Gedanken, Ihr Verhalten, vielleicht Ihre Körperempfindung? Als ob ich durch Ihre Augen schauen würde.

Nehmen Sie mich mit in Ihre Geschichte, als ob ich dort wäre, gemeinsam mit Ihnen.

Der Therapeut stellt keine weiteren gerichteten Fragen, sondern spart diese für die zweite Sitzung (das Video-Playback) auf. Es werden keine störungsspezifischen Interventionen (z. B. Tresorübung, Aufbau positiver Aktivitäten, Achtsamkeitsübungen, Verschreiben von Rezepten) durchgeführt.

2.4.3 Abschluss

Wenn der Patient seine Geschichte beendet und auf Nachfragen des Therapeuten ergänzt hat, kann der Therapeut die Sitzung abschließen. Der Therapeut anerkennt und validiert dafür das Narrativ des Patienten. Dies tut er am besten auf die folgende Weise:

Vielen Dank für Ihr Vertrauen. Ich habe gesehen, dass es sehr schmerzhaft für Sie war. Nun verstehe ich Ihre Geschichte etwas besser.

Gibt es noch etwas Wichtiges, das für das Verständnis Ihrer Geschichte fehlt?

Für heute würde ich die Sitzung gern abschließen. In der nächsten Sitzung schauen wir uns Ihre Geschichte gemeinsam an und arbeiten gemeinsam an einem tieferen Verständnis. Wie geht es im Moment mit den Suizidgedanken (Im Hier und Jetzt)?

Durch das narrative Erfragen der aktuellen Suizidalität kann der Patient die gemeinsam entwickelte Sprache weiterführen und in die Gegenwart bringen. Viele Patienten sagen in solchen Momenten: „Es geht gut." Der Therapeut kann den Patienten dann dazu einladen, noch etwas mehr zu erzählen: „Was heißt das?" Oder: „Können Sie mir noch etwas mehr dazu erzählen?" Der Therapeut prüft auf diese Weise, ob sich der Patient gut genug fühlt, wieder (alleine) nach Hause oder in die Klinik zu gehen. Möglicherweise ist es sinnvoll, ein Taxi oder einen Fahrdienst zu organisieren. In den meisten Fällen erleben die Patienten das Erzählen ihrer Geschichte jedoch als spannungslösend. In jedem Fall empfiehlt es sich, eine Einschätzung des Suizidrisikos vorzunehmen (s. Anhang 6: Exkurs „Einschätzung des Suizidrisikos") und dem Fallführenden (stationär, ambulant) und gegebenenfalls der Pflege eine mündliche Rückmeldung zu geben. Die Erfahrung zeigt, dass es für die meisten Patienten trotz der emotionalen Beteiligung entlastend ist, einem interessierten Zuhörer ihre Geschichte zu erzählen.

Es empfichlt sich, im Anschluss an die erste Sitzung bereits einen ersten Entwurf der schriftlichen Zusammenfassung zu schreiben (s. dazu den Kasten „Schriftliche Zusammenfassung der Hintergründe", S. 61). Offene Fragen werden dadurch klar und können in der zweiten Sitzung besser vertieft werden.

2.5 Hausaufgabentext

2.5.1 Einführung

Viele Patienten erleben ihre Suizidgedanken und teilweise auch ihren Suizidversuch als etwas Unkontrollierbares: „Ich weiß nicht, wie das geschehen konnte, wie es so weit kommen konnte." Sie leiden oft unter der Angst, dass diese Situation wieder eintritt. Aus diesem Grund ist es wichtig, den Patienten mit Informationen zum Thema Suizidalität zu versorgen. Hierfür händigt der Therapeut dem Patienten am Ende der ersten oder der zweiten ASSIP-Sitzung (beides ist möglich) den psychoedukativen Text „Suizid ist keine überlegte Handlung" aus (s. Anhang 4: „Suizid ist keine überlegte Handlung").

Dieser Text beschreibt verschiedene Aspekte suizidaler Krisen. Er basiert einerseits auf einem handlungstheoretischen Modell (Suizid als Ziel, wenn wichtige Lebensziele bedroht sind, oder als Lösung, um einen als unerträglich erlebten seelischen Schmerz zu beenden bzw. ihm zu entfliehen), andererseits auf einem neurobiologisch begründeten Modell suizidalen Verhaltens, das erklärt, weshalb der Mensch im suizidalen Modus nicht mehr fähig ist, überlegt zu handeln.

2.5.2 Vorgehen

Der Therapeut fordert den Patienten auf, den Text zu Hause zu lesen und in den dafür vorgesehenen Leerstellen seine persönlichen Kommentare festzuhalten. Dies tut er am besten folgendermaßen:

Ich möchte Ihnen gerne diesen Text geben. Darin haben wir einige Erfahrungsberichte von Patienten und theoretische Konzepte zum Thema suizidales Erleben und Verhalten zusammengetragen. Die Informationen können Ihnen neue Einblicke bieten, wie es dazu kommen kann, dass ein Mensch einen Suizidversuch unternimmt. Einige dieser Standpunkte kommen Ihnen aufgrund Ihrer eigenen Erfahrungen vielleicht bekannt vor. Andere hingegen nicht. Bitte lesen Sie den Text sorgfältig durch und ergänzen Sie ihn an den vorgesehenen Stellen mit Ihren Kommentaren. Gerne würde ich diese in der nächsten Sitzung gemeinsam mit Ihnen besprechen. Haben Sie noch Fragen dazu?

In der nächsten Sitzung werden die Rückmeldungen des Patienten zu Beginn der Sitzung gemeinsam besprochen (Sitzung zwei oder drei). Der Therapeut beginnt mit der Frage, ob der Patient das Gefühl hat, dass der Text bedeutungsvoll für ihn war, und ob er noch weitere Erklärungen braucht. Danach geht der Therapeut den Text Abschnitt für Abschnitt mit dem Patienten durch, und sie besprechen gemeinsam die Notizen des Patienten. Das Ziel ist es, theoretische Konzepte mit den persönlichen Erfahrungen des Patienten in Verbindung zu bringen. Dieses Überarbeiten sollte maximal 15 Minuten dauern.

Die Erfahrung hat gezeigt, dass die im Text skizzierten Konzepte für sehr viele Patienten wichtig sind, da dadurch der erlebte Ausnahmezustand, den viele nicht in ihr übliches Erleben einbauen können, verständlich gemacht wird. Im Kontext von ASSIP ist der Text ein weiteres Mittel im Dialog zwischen Patient und Therapeut und er hilft bei der Erarbeitung eines gemeinsamen Verständnisses (Erklärungsmodells) der suizidalen Krise.

Patienten berichten oft, dass der Text nicht nur ihnen selbst, sondern auch ihren Angehörigen geholfen hat, suizidales Verhalten besser zu verstehen. Der Abschnitt, der auf die Veränderungen der Gehirnfunktion in der akuten emotionalen Krise und damit auf die verminderte Fähigkeit zur Problemlösung hinweist, reduziert oft Selbstvorwürfe und Scham. Patienten, die die akute Phase der suizidalen Krise „wie in Trance" erlebt haben, finden den Abschnitt über Dissoziation in der Regel äußerst hilfreich.

Falls der Patient keine Notizen gemacht oder den Hausaufgabentext weder in die zweite noch in die dritte Sitzung mitgebracht hat, kann der Therapeut den Patienten trotzdem durch den Text führen, indem er eine leere Vorlage nimmt und die wichtigsten Punkte zusammenfasst.

2.6 Zweite Sitzung: Video-Playback

2.6.1 Einführung

> Ich spüre, dass das Video und vor allem das gemeinsame Anschauen mir sehr viel gab. Heute ist mir viel klarer, um was es geht und was wichtig ist in meinem Leben.

Zwischen der ersten und der zweiten Sitzung sollte idealerweise nicht mehr als eine Woche bis zehn Tage liegen. Kürzere Abstände sind möglich. Falls der Patient aus beruflichen oder gesundheitlichen Gründen zeitlich verhindert ist, können die Abstände auch ausgedehnt werden. *Ziel* der zweiten Sitzung ist es, mittels eines Video-Playbacks (s. den Kasten „Video-Playback") die Geschichte des Patienten zu rekonstruieren. Dabei geht es einerseits darum, wichtige bedrohte Lebensthemen und Vulnerabilitäten zu identifizieren, die mit dem Suizidversuch in Zusammenhang stehen. Andererseits findet durch die erneute Aktivierung des suizidalen Modus, bei gleichzeitiger Erarbeitung lösungsorientierter Verhaltensstrategien zur Bewältigung solch gefährlicher Momente, eine emotionale Neuintegration und kognitive Umstrukturierung statt. Dabei sollten folgende Ziele im Auge behalten werden:

- Entwicklung eines Verständnisses der suizidspezifischen Vulnerabilität und bedrohter Lebensthemen/-ziele in einem biografischen Kontext, um daraus gemeinsam längerfristige Maßnahmen und Therapieziele abzuleiten
- schrittweise Analyse des suizidalen Prozesses („wie in Zeitlupe") von den ersten Suizidgedanken zur Entscheidung und bis zur suizidalen Handlung, um individuelle Warnsignale aufzudecken, und lösungsorientierte Verhaltensstrategien zur Bewältigung von suizidalen Krisen zu erarbeiten

Video-Playback

Die Technik des Video-Playbacks wurde von Young et al. (1994) und Hermans und Hermans-Jansen (1995) beschrieben. Die Autoren nahmen das Gespräch mit dem Patienten auf Video auf und spielten es direkt nach dem Interview wieder ab. Sie unterbrachen die Aufnahme in kurzen Abständen (zwei bis drei Minuten), um vom Patienten Angaben über Gedanken, Gefühle und Körperempfindungen sowie allfällige zusätzliche Informationen zum Narrativ zu erhalten.

Aus handlungstheoretischer Sicht ist das Video-Playback eine zwischen Patient und Therapeut geteilte Handlung, die auf ein gemeinsames Ziel ausgerichtet ist: die suizidale Geschichte in einem lebensorientierten (biografischen) Kontext zu verstehen, sodass bedeutungsvolle Präventionsmaßnahmen entwickelt werden können. In ASSIP erlaubt das Video-Playback eine Problemaktivierung im Sinne eines kontrollierten „Wiedereintauchens" in den suizidalen Modus, ohne sich darin zu verlieren. Das Ziel ist, in einem gemeinsamen Prozess, sozusagen Seite an Seite, die Geschichte des Patienten zu rekonstruieren und individuelle Vulnerabilitäten im Kontext der suizidalen Krise zu verstehen. Die Technik des Video-Playbacks ermöglicht eine vertiefte Reflexion über die emotionalen, kognitiven und verhaltensbezogenen Mechanismen, die mit dem suizidalen Verhalten in Zusammenhang stehen. Das Video-Playback ist somit ein wesentlicher Teil des therapeutischen Prozesses zur emotionalen Neuintegration und kognitiven Umstrukturierung.

2.6.2 Vorgehen

Zur Einleitung der zweiten Sitzung kann der Therapeut den Patienten fragen, wie es ihm nach der ersten Sitzung ergangen ist. Falls der Therapeut dem Patienten den Hausaufgabentext nach der ersten Sitzung gegeben hat, wird dieser nun gemeinsam mit dem Patienten durchgegangen (s. Kap. 2.5). Danach erklärt der Therapeut dem Patienten das Ziel und das Vorgehen der zweiten Sitzung.

Die Sitzung beginnt mit der folgenden Instruktion:

Heute werden wir gemeinsam das Video anschauen, in dem Sie die Geschichte ihres Suizidversuchs erzählen. Dabei wollen wir gemeinsam Muster identifizieren, die zu Ihrer suizidalen Krise geführt haben. Außerdem werden wir persönliche Warnzeichen herausarbeiten und Strategien erarbeiten, damit Sie solch gefährlichen Zustände unterbrechen können.

Ich bitte Sie, die Aufnahme anzuhalten, wenn Sie Ihre Geschichte ergänzen wollen oder Ihnen eine Stelle besonders wichtig erscheint. Ansonsten werde ich nach einiger Zeit stoppen, um vertiefen zu können. Ich bitte Sie, auch zu unterbrechen, falls es Ihnen zu viel werden sollte und Sie einen Moment Pause brauchen. Wir werden nicht die ganze Aufnahme anschauen, sondern ausgewählte Sequenzen. Haben Sie Fragen? Wenn nicht, möchte ich nun gerne das Video abspielen.

Bevor der Therapeut das Video abspielt, fordert er den Patienten dazu auf, die Aufnahme zu unterbrechen, um Wichtiges zu ergänzen. Weiter kann der Patient jederzeit sagen, wenn es ihm zu viel wird. Er wird informiert, dass die Aufnahme auch durch den Therapeuten gestoppt werden kann, wenn dieser die Stelle als wichtig ansieht. Es ist nicht das Ziel, das ganze Video anzuschauen, sondern diejenigen Abschnitte, die für die weitere Klärung der Muster und Abläufe wichtig sind. Danach lässt der Therapeut das Video laufen; er setzt sich so neben den Patienten, dass sie Seite an Seite das Video anschauen können. Falls der Patient nicht unterbricht, lässt der Therapeut die Aufnahme zwei bis drei Minuten laufen und stoppt danach, um den Inhalt zu reflektieren und zu vertiefen. Es ist möglich, bereits vorher zu vertiefen, wenn der Therapeut merkt, dass der Patient an bestimmten Stellen stark reagiert.

Beim ersten Stopp der Aufnahme stellt der Therapeut eine Beobachterperspektive mit dem Patienten her. Er fragt nach, wie es sich für den Patienten anfühlt, sich selbst zu hören und zu sehen. Er kann dies folgendermaßen tun:

Wie ist es für Sie, wenn Sie Ihre Geschichte aus einer Außenperspektive betrachten, gemeinsam mit mir, an einem sicheren Ort? Wie geht es Ihnen dabei?

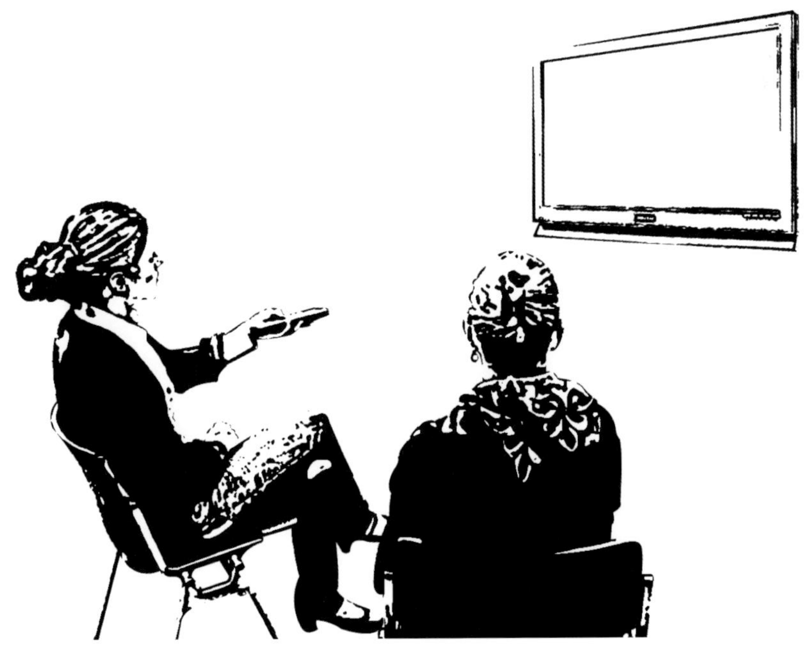

Nach jeder Vertiefung lässt der Therapeut das Video wieder laufen: „Jetzt verstehe ich es besser. Ist es in Ordnung, wenn wir noch etwas weiter schauen?" Der Therapeut gibt dem Patienten immer wieder die Möglichkeit, die eigene Geschichte zu ergänzen und Gefühle und Gedanken zum Ausdruck zu bringen.

Der Therapeut unterstützt den Patienten darin, sich auf die eigene Geschichte einzulassen und den suizidalen Modus zu aktivieren. Der Patient soll sich wieder in den damaligen Zustand hineinversetzen, diesen spürbar machen, emotional und kognitiv: „Wie haben Sie sich gefühlt, was waren Ihre Gedanken?" Gleichzeitig soll der Patient ein besseres Verständnis für sein suizidales Erleben und Verhalten im lebensorientierten Kontext erlangen und in einem sicheren therapeutischen Setting korrektive (mit dem Therapeuten geteilte) Erfahrungen machen. Daraus können längerfristige Maßnahmen und Therapieziele abgeleitet werden. Im Verlauf der Sitzung können Gefühle, Gedanken, Körperempfindungen und Verhaltensmuster angesprochen und reflektiert werden. Durch das kontrollierte Eintauchen in den suizidalen Modus (ohne sich darin zu verlieren) bei gleichzeitigem Aufbau spezifischer Verhaltensstrategien zur Bewältigung zukünftiger suizidaler Krisen findet eine kognitive Umstrukturierung und emotionale Neuintegration statt (s. den Kasten „Das ASSIP-Therapiemodell").

Im Verlauf der Sitzung beginnt der Therapeut, nach Warnsignalen und alternativen Handlungsstrategien zu suchen. Er fragt beispielsweise, woran der Patient hätte merken können, dass sich ein solch gefährlicher Zustand anbahnt und/oder

Das ASSIP-Therapiemodell

Das Konzept des suizidalen Modus geht davon aus, dass suizidale Zustände aktiviert und deaktiviert werden (On-off-Phänomen). Ein solcher Ein-/Ausschaltmechanismus impliziert, dass Menschen lernen können, die suizidale Entwicklung bis zu einem gewissen Zeitpunkt zu stoppen, was für therapeutische Interventionen elementar ist. Die Kurztherapie ASSIP hat zum Ziel, den Patienten darin zu befähigen, die Entwicklung des suizidalen Prozesses in Richtung Dissoziation und Suizidhandlung zu unterbrechen, indem er lernt, persönliche Warnzeichen für Suizidgefahr frühzeitig wahrzunehmen und individuelle Strategien anzuwenden.

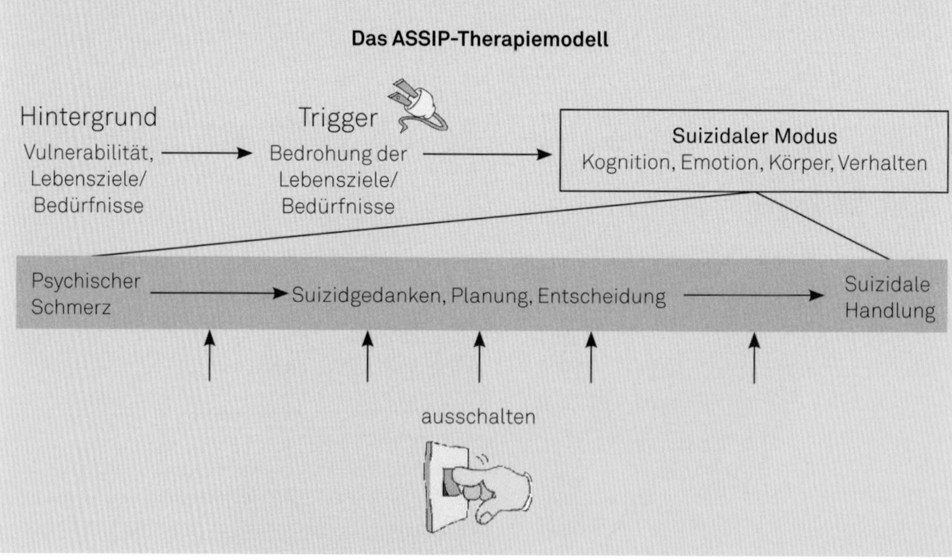

was ihm in dieser Situation geholfen hätte, um aus dieser suizidalen Krise herauszukommen bzw. diese zu verändern. Dabei kann der Therapeut zwischen frühen Warnzeichen (Schlafstörungen, Leistungseinbußen, Rückzug etc.) und akuten Warnzeichen (wie im Ausnahmezustand, „Ich bin ein Versager", Verzweiflung/Schmerz, Zittern, Flucht etc.) unterscheiden. Entsprechende Strategien können zeitgleich entwickelt werden: „Was können Sie tun, wenn Sie nicht schlafen?"; „Was hätte Ihnen in dieser Situation geholfen?"; „Was würden Sie heute anders machen?"; „Wenn dieser Gedanke kommt, müssen Sie sofort reagieren und sich am besten bei Ihrer Therapeutin melden" etc. Nicht alle Patienten können bereits alternative Handlungsstrategien benennen. In diesem Fall unterstützt der Therapeut den Patienten darin, diese zu entwickeln (s. dazu Safety Planning, Kap. 1.6.2, S. 32). Dabei sollten auch dysfunktionale Bewältigungsstrategien angesprochen und bearbeitet werden („Wenn es mir nicht gut geht, sollte ich keinen Alkohol trinken oder nicht alleine sein").

Wichtige Trigger (Auslösesituationen) für suizidale Krisen sollten im Video-Playback benannt werden. Die klinische Erfahrung zeigt jedoch, dass es nicht immer einen klaren Auslöser gibt. So berichtete eine ASSIP-Patientin: „Es gab keinen speziellen Auslöser. Ich konnte einfach nicht mehr. An diesem Tag hielt ich den Schmerz einfach nicht mehr aus und wollte alldem ein Ende setzen." In diesem Fall bleibt der Therapeut bei der Beschreibung des Patienten als Experte seiner Geschichte. Der Therapeut versucht, eine gemeinsame Sprache mit dem Patienten zu finden. Dazu einige exemplarische Interventionen des Therapeuten:

Habe ich richtig verstanden, dass das Gefühl „Ich bin wertlos/Ich möchte mich auflösen" eng mit Ihren Suizidgedanken/Ihrem suizidalem Verhalten verbunden ist?

Wie steht „die Angst vor Trennungen" in Zusammenhang mit Ihrer Suizidalität?

Ich sehe, das war/ist sehr schmerzhaft für Sie.

Woran merken Sie, dass sich solch ein gefährlicher Zustand anbahnt?

Verstehe ich es richtig, dass „der innere Schmerz" ein Warnzeichen für Sie ist?

Aus der heutigen Perspektive: Was hätte Ihnen geholfen, diesen Zustand zu bewältigen?

Wäre es hier schon zu spät gewesen, um zu reagieren? Bis wann hätten Sie diesen gefährlichen Ablauf stoppen können? Was hätten Sie tun können?

Im Video-Playback sind nun auch gerichtete Fragen erlaubt, also Fragen, die mit Ja oder Nein beantwortbar sind. Das Video wird bis zur Darstellung des Suizidversuchs gemeinsam angeschaut (in den meisten Fällen nicht mehr als 20 Minuten). Die vertiefenden Gesprächssequenzen zwischen zwei Video-Playbacks (Abspielen des Videos) sollten nicht länger als zehn Minuten dauern, sodass Patient und Therapeut stets zum Narrativ zurückkommen können. Auch die nonverbale Körpersprache (Haltung, Mimik, Tonlage) des Patienten im Video sollte angesprochen und reflektiert werden („Sehen Sie, wie Sie hier auf dem Stuhl einsinken. Als ob Sie eine schwere Last tragen würden. Können Sie mir mehr dazu sagen?").

Es finden keine störungsspezifischen Interventionen (z. B. sicherer Ort, Pro-Kontra-Listen, Verschreiben von Rezepten) statt. Dem Patienten wird aufgezeigt, dass gewisse Themen, die mit dem suizidalen Erleben und Verhalten im Zusammenhang stehen, in einer längerfristigen Behandlung aufgenommen werden sollten, um diese längerfristig bearbeiten zu können (s. auch den Kasten „Spezialfälle").

Spezialfälle

Bei einem längeren narrativen Erstgespräch ist es empfehlenswert, vor Beginn der zweiten Sitzung, dem Video-Playback, eine oder

mehrere wichtige Sequenzen herauszusuchen (Zeit notieren) und mit dem Patienten gezielt anzuschauen (vor- oder rückspulen). Was tun, wenn ein Patient völlig unbeteiligt bleibt? In diesem Fall besteht die Möglichkeit, ihm über einen „Umweg" zu helfen, sich problematischen Gefühlen oder Gedanken zu nähern. Eine hilfreiche Strategie dafür ist das zirkuläre Fragen. Diese Technik stammt ursprünglich aus der systemischen Therapie. Der Therapeut kann beispielsweise fragen: „Stellen Sie sich vor, dass ein Freund Ihnen diese Geschichte erzählt. Wie würden Sie sich fühlen? Was würde Ihnen durch den Kopf gehen? Was würden Sie zu ihm sagen? Was, denken Sie, hätte ihm geholfen?"
Bei akut suizidalen Patienten kann es vorkommen, dass sie keine Strategien aufbauen möchten, weil für sie der Todeswunsch weiterhin dominiert. Dabei kann die folgende Intervention hilfreich sein:

Ich sehe, dass Sie weiterhin sterben wollen. ASSIP hat nicht zum Ziel, Ihre Suizidalität „wegzutherapieren". Das Ziel ist vielmehr, Sie darin zu unterstützen, handlungsfähig zu bleiben, falls Sie dies in Zukunft sein wollen. Aus diesem Grund würde ich gerne mit Ihnen an möglichen Strategien arbeiten. Sie werden selbst entscheiden, ob Sie diese nutzen wollen oder nicht.

Achtung: Nach unserer klinischen Erfahrung haben Patienten, die ihr Video nicht anschauen wollen, ein erhöhtes Suizidrisiko.

2.6.3 Abschluss

Der Therapeut beendet die Sitzung erneut mit der Frage, wie es dem Patienten nun geht und ob er etwas braucht. Er fragt nach, ob er allein nach Hause oder in die Klinik fahren kann (wenn nötig Fahrdienst organisieren) und gibt eine Rückmeldung an Behandler. Die meisten Patienten erleben die Aktivierung des suizidalen Modus durch das Video-Playback als ermüdend, jedoch auch als entlastend. Viele Patienten melden zurück, dass es ihnen guttue, über ihre Geschichte zu reden.

Schließlich wird ein nächster Termin vereinbart. Es empfiehlt sich, im Anschluss an die zweite Sitzung den Entwurf der schriftlichen Zusammenfassung fertigzustellen (s. den Kasten „Schriftliche Zusammenfassung der Hintergründe", S. 61).

2.7 Dritte Sitzung: Fallkonzeption suizidalen Verhaltens

2.7.1 Einführung

Ziel der dritten Sitzung ist das abschließende Klären von Mustern und Abläufen, die zur suizidalen Krise und zum Suizidversuch führten, wie auch das gemeinsame Überarbeiten von längerfristigen Maßnahmen/Therapiezielen, Warnzeichen und Strategien. Diese Sitzung findet im Büro des Therapeuten bzw. in einem Raum mit Zugriff auf einen Computer statt. Bereits vor der Sitzung erstellt der Therapeut einen ersten Entwurf der schriftlichen Zusammenfassung, der sogenannten *Fallkonzeption suizidalen Verhaltens*, in der die Muster und Abläufe, die zur suizidalen Krise führten, sowie längerfristige Therapieziele, Warnzeichen und Strategien beschrieben sind. Dies macht er mittels der Informationen aus dem narrativen Interview (erste Sitzung) und der Vertiefung im Video-Playback (zweite Sitzung). Dieser Text kann in der ersten Person (Ich-Form) oder in der zweiten Person (Sie-Höflichkeitsform) verfasst werden. Dabei wird die Ich-Form vorgezogen, um damit zu betonen, dass es sich um die Geschichte handelt, wie sie vom Patienten selbst erzählt wurde. Die Fallkonzeption suizidalen Verhaltens enthält folgende Aspekte:

- die Hintergründe der suizidalen Krise, Vulnerabilität, bedrohte Lebensthemen, Trigger und suizidaler Prozess

- längerfristige Themen, die in einer fortlaufenden Therapie behandelt werden können
- Warnsignale, die auf eine beginnende suizidale Krise hindeuten
- Strategien bei akuter suizidaler Krise

Nun geht es darum, diesen ersten Entwurf der Zusammenfassung (s. den Kasten „Schriftliche Zusammenfassung der Hintergründe" und Anhang 7: „Vorlage Fallkonzeption suizidalen Verhaltens") gemeinsam mit dem Patienten zu überarbeiten, zu ergänzen und/oder zu vervollständigen (Anhang 8: „Patientenbeispiel Herr M.").

Schriftliche Zusammenfassung der Hintergründe

Das handlungstheoretische Modell (s. Kap. 1.4.4, S. 27) versteht den Suizid und Suizidversuche als Ausdruck bedrohter Lebensziele („Ich bin ein Versager", „Ich bin eine Last für andere"). Diese sind in den biografischen Kontext des Patienten einzuordnen (Abwertungen des Vaters, Trauma etc.). Relevante Lebensthemen hängen normalerweise mit kognitiven Schemata zusammen. Die schriftliche Zusammenfassung soll die Geschichte, die der Patient erzählt hat, widerspiegeln. Dabei geht es sowohl um die einzelnen Puzzleteile und um die Logik der suizidalen Entwicklung als auch um die Vulnerabilitäten (z. B. „Du wirst nie so gut sein wie dein Bruder") und relevanten Lebensziele (z. B. „Sei erfolgreich. Zeig, dass der Vater nicht recht hatte"), die mit den suizidalen Krisen in Zusammenhang stehen. Diese Lebensziele sind wesentlich, weil sie wichtige individuelle Bedürfnisse darstellen, die, wenn sie durch spezifische Situationen und/oder Erlebnisse bedroht sind, auch in Zukunft wieder suizidale Krisen auslösen können. Dabei können spezifische Trigger (z. B. Nichtbestehen einer Prüfung) den suizidalen Modus reaktivieren. So wird z. B. das Lebensziel/Bedürfnis nach Nähe und Sicherheit in einer Beziehung durch eine Trennung bedroht oder das Bedürfnis nach Anerkennung durch Kritik und Ablehnung.

Praktische Hinweise zur Abfassung der Fallkonzeption (Hintergründe)

Der Therapeut schreibt die Fallkonzeption analog der vorgegebenen Struktur (s. Anhang 7: „Vorlage Fallkonzeption suizidalen Verhaltens"). Im Folgenden werden anhand eines Fallbeispiels einige praktische Hinweise zur Erstellung des Textes gegeben.

Hintergründe

In den letzten Monaten war es sehr schwer für mich. Ich konnte mit der Art und Weise, wie sich mein Freund von mir trennte, nicht umgehen …

Der Therapeut orientiert sich beim Schreiben der Geschichte an folgenden Leitfragen:

1. Hintergrund: Was sind die relevanten Vulnerabilitäten, bedrohten Lebensziele/Bedürfnisse, die mit dem suizidalen Verhalten in Zusammenhang stehen? Diese werden in einen biografischen Kontext eingebettet. Dabei ist es wichtig, den Ereignissen Bedeutung zu geben.
   Beispiel: *Als meine Mutter durch Suizid starb, sprach niemand mit mir darüber. Es war, als ob ich es nicht wert gewesen wäre. Ich verstand nicht, wieso sie nicht für mich am Leben geblieben ist. Ich fühlte mich schrecklich alleine und wertlos. Die Angst, eine nahe Person zu verlieren, begleitet mich seither. Von da an suchte ich mir Beziehungen, in denen ich mich sicher fühlte.*
2. Gibt es spezifische Auslöser (Trigger)? Was hat die gegenwärtige suizidale Krise ausgelöst?
   Beispiel: *Als mein Mann sagte, dass er sich scheiden lassen wolle, kippte ein Schalter in mir um.*
3. Beschreibung des suizidalen Prozesses: Wie hat die aktuelle suizidale Krise begonnen? Was hat die suizidale Entwicklung beeinflusst (Frage der Ambivalenz, der kognitiven Prozesse) von den ersten Gedanken an den Tod zur Entscheidung und Handlung? Hier wird der aktivierte suizi-

dale Modus beschrieben (Gefühle, Gedanken, Verhalten und Körper).
Beispiel: *Ich war verzweifelt und dachte, dass es auf dieser Welt keinen Platz für mich gibt. Ich trank starken Alkohol, dann ging ich ins Badezimmer und holte alle Tabletten, die meine Mutter in der Schublade aufbewahrte.*

Die Fragen sollen helfen, die Kette von Ereignissen logisch, in ihrer zeitlichen Abfolge darzustellen.

4. Übergang von den Hintergründen zu präventiven Verhaltensmaßnahmen: Am Ende der Darstellung der Hintergründe fasst der Therapeut die wichtigen Lebensziele in zwei bis drei Sätzen zusammen, die bei Bedrohung auch in Zukunft suizidale Krisen auslösen könnten. Dabei schreibt er nun aus der Therapeutenperspektive. Zur Erleichterung der Lesbarkeit sollte dieser Personenwechsel im Text durch die Formatierung (z.B. Kursivierung und Standard) sichtbar werden. Der Therapeut kann sich beim Schreiben an der folgenden Fragestellung orientieren:
   „Was müsste wieder geschehen bzw. was müsste der Patient erleben, damit es in Zukunft erneut zu einem Suizidversuch kommen könnte?“ Im Zentrum stehen hier die oben beschriebenen individuellen Lebensziele/Bedürfnisse.
   Beispiel: *In unseren gemeinsamen Gesprächen haben wir gesehen, dass Trennungen sehr alte und schmerzhafte Muster aktivieren können, in denen Sie sich selbst wertlos und ausgeliefert fühlen. In solchen Momenten erscheint der Suizid als Möglichkeit, den unerträglichen Schmerz zu beenden. Um zu verhindern, dass Sie wieder in die gleiche gefährliche Situation geraten, ist es wichtig, Vorsichtsmaßnahmen zu ergreifen.*

Wenn die Hintergründe zusammengefasst sind (auf etwa einer halben bis einer ganzen A-4-Seite), werden in einem zweiten Teil die längerfristigen Maßnahmen/Therapieziele, Warnzeichen und der Krisenplan bei erneuter suizidaler Krise erstellt. Der einleitende Text „Was können Sie tun, damit es nicht wieder so weit kommt?“ (s. Anhang 7: „Fallkonzeption suizidalen Verhaltens“) dient der Überleitung und kann je nach Patient angepasst werden.

2.7.2 Vorgehen

Der Therapeut beginnt die Sitzung mit der Frage, wie es dem Patienten nach der letzten Sitzung ergangen ist. Wurde der Hausaufgabentext nach der zweiten Sitzung abgegeben, bespricht der Therapeut diesen zusammen mit dem Patienten (s. Kap. 2.5). Danach erklärt der Therapeut dem Patienten die Zielsetzung und das Vorgehen dieser Sitzung z.B. mit folgenden Worten:

Ich habe versucht, die Zusammenhänge und Muster Ihrer suizidalen Krise festzuhalten und die ersten Handlungsstrategien aufzuschreiben. Heute würde ich diesen Entwurf gern mit Ihnen überarbeiten, sodass es sich um Ihre Geschichte, in Ihren eigenen Worten, handelt. Im ersten Teil habe ich versucht, die Hintergründe Ihrer suizidalen Krise zu umschreiben, und im zweiten Teil Ihre ganz persönlichen Warnsignale und Strategien. Ich werde den Text nun laut vorlesen und in regelmäßigen Abständen stoppen, damit Sie ihn ergänzen, kommentieren oder korrigieren können. Haben Sie noch Fragen?

Der Therapeut sitzt Seite an Seite mit dem Patienten, vor einem Computer (oder Laptop). Der Therapeut sollte darauf achten, dass der Patient im Expertenstuhl (meist der größere Therapeutenstuhl) sitzt. Sie gehen den Text gemeinsam Absatz für Absatz durch und prüfen, ob diese Zusammenfassung für den Patienten stimmt (s. den Kasten „Patientenbeispiel“, S. 63). Dabei liest der Therapeut den Text laut vor und hält in regelmäßigen Abständen an, spätestens aber nach jedem Abschnitt. Die Länge dieser Zusammenfassung ist sehr unterschiedlich, idealer-

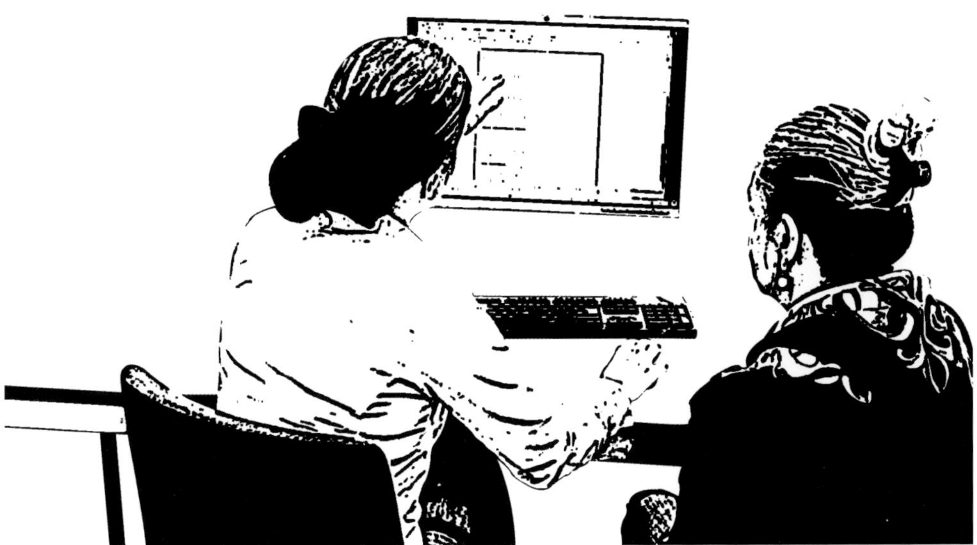

weise beträgt sie eine halbe bis eine A-4-Seite. Wo einige Patienten nur stichwortartig wichtige Themen benennen, brauchen andere klare Formulierungen in ihren eigenen Worten. Der Therapeut ermutigt den Patienten, zu korrigieren, zu ergänzen oder zu streichen. Der Therapeut übernimmt diese Änderungsvorschläge, indem er direkt am Computer den Text bearbeitet. Erst wenn der erste Teil der schriftlichen Zusammenfassung (die Hintergründe der suizidalen Krise) für den Patienten zufriedenstellend abgeschlossen ist, geht der Therapeut mit dem Patienten zum zweiten Teil über: der Überarbeitung längerfristiger Maßnahmen/Therapieziele, individueller Warnsignale und des Krisenplans.

Patientenbeispiel

Therapeut: Liebe Frau C., hier wie besprochen mein Versuch, das Wesentliche aus unseren Gesprächen über die Hintergründe und Abläufe Ihrer suizidalen Krise kurz zusammenzufassen. Da es sich um Ihre Geschichte handelt, ist der folgende Text in der Ich-Form geschrieben.

Hintergründe

Ich kenne dieses Bedürfnis, nach außen mehr zu scheinen, als ich bin. Schon in meiner Kindheit bemühte ich mich, alles zu tun, damit die anderen nicht merken, dass ich Schwächen und Grenzen habe. In meiner Familie gab es keinen Platz dafür. Es war wie ein „Geisterschloss", dessen Mauern ja nicht einbrechen durften. Also habe ich überall mitgemacht, habe an allen Kursen, Veranstaltungen und Anlässen teilgenommen, ich war immer sehr engagiert; eigene Bedürfnisse habe ich kaum wahrgenommen.

Lange Zeit ging es gut, bis jetzt. Es war sehr schwer für mich, als mir bewusst wurde, dass mein Chef erfahren würde, dass ich es war, die den Fehler bei der Buchung gemacht hat. Dies vor allem deshalb, weil ich wusste, dass ich nun mit Konsequenzen rechnen musste. Vorher hatte ich diese Tatsache erfolgreich verdrängt. Ich war mit meiner Schwester zusammen in den Ferien, habe für alles bezahlt. Ich befürchtete den Verlust meiner Stelle, eine Anzeige bei der Polizei, und vor allem schämte ich mich – ich, die ja sonst derart pflichtbewusst war. Alle würden nun meine Schwächen sehen.

Als mein Chef nach dem Buchungsfehler fragte, realisierte ich, dass nun alle es wissen würden, dass ich mich für etwas ausgab, was ich gar nicht war. Mein Lügenkonstrukt drohte zusammenzubrechen. Ich sah keinen anderen

Ausweg mehr, als mit dem Leben Schluss zu machen. Ich ertrug diese Schmach nicht. Ich konnte nicht dazu stehen und hatte Angst davor, das Gesicht zu verlieren. Ich sah keinen Ausweg mehr und war überzeugt, dass es besser wäre zu verschwinden, als eine Last für andere zu werden. Am 4.6.2008 fuhr ich dann in ein abgelegenes Stück Wald und nahm dort Tabletten ein. Zum Glück verstrich genug Zeit, denn plötzlich fiel mir ein, dass ich gebraucht werde von meiner Familie.

Längerfristige Maßnahmen/Therapieziele

Viele Patienten können in der Kurztherapie ASSIP Themen aufdecken, die für sie sehr schwer anzusprechen sind und längerfristig in einer fortlaufenden Therapie bearbeitet werden müssen (z. B. Vorgeschichte mit Traumata oder rezidivierenden depressiven Episoden, Alkoholprobleme oder Selbstwertprobleme), da sie auch in Zukunft suizidale Krisen auslösen können. *Ziel* der Kurztherapie ist die Identifikation solcher längerfristigen Themen im Leben der Patienten und die Formulierung spezifischer Maßnahmen/Therapieziele, jedoch nicht deren psychiatrisch-psychotherapeutische Behandlung (s. Kasten „Patientenbeispiel längerfristige Maßnahmen/Therapieziele"). Bei der Formulierung kann sich der Therapeut an folgenden Leitfragen orientieren: *„Was sollte der Patient in seinem Leben verändern oder an welchen Themen sollte er arbeiten, um nicht mehr in suizidale Krisen zu geraten?"* Je spezifischer diese Fragen formuliert sind, umso besser.

- Verarbeiten des Todes meiner Mutter (Trauerarbeit)
- Bearbeiten des dysfunktionalen Gedankens „Ich bin es nicht wert"
- Arbeit an meinen Beziehungsmustern (lernen, eigene Grenzen zu respektieren – Arbeit an der Angst vor dem Verlassenwerden)
- Umgang mit schmerzhaften Gefühlen und Situationen lernen

Der Therapeut ermutigt den Patienten, gemeinsam formulierte Therapieziele, die mit dem suizidalen Erleben und Verhalten in Zusammenhang stehen, mit seinem Psychotherapeuten längerfristig zu bearbeiten. Falls ein Patient keine zusätzliche Therapie hat, weist der Therapeut ihn darauf hin, dass es sehr wichtig ist, diese Themen langfristig therapeutisch anzugehen. Er hilft ihm gegebenenfalls, einen passenden Therapeuten zu finden.

Patientenbeispiel längerfristige Maßnahmen/Therapieziele

Therapeut: *Was würde Ihnen helfen, solch einen gefährlichen Ablauf zu unterbrechen?*

Patient: *Ich müsste lernen, den Menschen um mich herum früh genug zu zeigen, wie es mir geht. Dies fällt mir bis heute sehr schwer, weil ich niemandem zur Last fallen will. Auch wenn ich jetzt ja eigentlich weiß, dass ich das darf, muss ich noch daran arbeiten.*

Die in diesem Patientenbeispiel beschriebenen Themen sind:

- Selbstwahrnehmung verbessern: Wie geht es mir im Moment? Was tut mir gut, was nicht? Was brauche ich?
- Lernen, mich anderen zuzumuten
- Eigene Grenzen wahrnehmen und einhalten

Warnsignale für Suizidgefahr

Der Patient soll seine persönlichen Warnsignale, die Vorboten einer suizidalen Krise sind, kennenlernen, damit er gefährliche Zustände frühzeitig wahrnimmt und reagieren kann. Dies ist ein zentraler Aspekt von ASSIP, da wir davon ausgehen, dass nach einem Suizidversuch das suizidale Erleben nicht „wegtherapiert" werden kann.

Erste Warnzeichen für suizidale Krisen werden im Video-Playback aufgedeckt, im schriftlichen Entwurf formuliert und gemeinsam mit dem Patienten überarbeitet (s. den Kasten „Patientenbeispiel Warnzeichen"). Auch hier gilt: Je spezifischer, umso bedeutungsvoller. Der Therapeut sollte darauf achten, dass Warnsignale, die im Zuge der Darstellung der Hintergründe (des suizidalen Prozesses) beschrieben wurden, auch aufgelistet werden (z. B. „Wenn ich nicht mehr klar denken kann.").

Die klinische Erfahrung zeigt, dass die Unterscheidung zwischen frühen und akuten Warnzeichen gerade bei Patienten hilfreich sein kann, deren Geschichte der Suizidalität schon sehr lange andauert (bis in die Kindheit zurückreicht) und bei denen Gedanken an den Tod oft schon ein Leben lang bestehen.

Patientenbeispiel Warnzeichen

Therapeut: *Was sind Ihre ganz persönlichen Warnsignale, an denen Sie merken, dass es gefährlich für Sie wird?* Oder anhand der Videoaufnahme: *Sie beschreiben gerade den Ablauf Ihres Suizidversuches. Können Sie mir noch etwas mehr zu Ihren ganz persönlichen Warnsignalen sagen?*

Patient: *Zuerst reagiert mein Körper. Ich kann dann kaum mehr essen und beginne, zunehmend schlechter zu schlafen. Ich liege stundenlang wach, fühle mich auch tagsüber ausgelaugt, ohne Motivation, muss mich zu allem zwingen. Dann fängt das Gedankenkreisen an und ich trinke vermehrt Alkohol. So haben immer meine depressiven Phasen begonnen, was alles noch viel schlimmer macht. Im Grunde genommen weiß ich, dass ich nicht warten darf, sondern mich bei meinem Arzt melden muss. Wenn es so stark wird, dass ich mich gar nicht mehr ablenken kann, wird es gefährlich, dann ist mir alles zu viel, ich fühle mich überfordert und weiß nicht mehr, wie weiter. Ich ziehe mich von allen zurück!*

Die in diesem Patientenbeispiel beschriebenen frühen Warnsignale sind

- Appetitlosigkeit
- Schlafprobleme über längere Zeit
- Gedankenkreisen, Grübeln: „Ich werde nicht geliebt", „Ich schaffe es nicht"
- Alkoholkonsum
- depressive Stimmung und Konzentrationsstörungen („Ich kann nicht mehr arbeiten")
- sozialer Rückzug

Zusätzlich sollten akute Warnzeichen notiert werden, wenn sich plötzlich das innere Erleben ändert. Dies sind sogenannte **„Kerngefühle", „Kerngedanken", Körperwahrnehmungen und Verhaltensweisen,** die mit dem akuten suizidalen Erleben und Verhalten im Zusammenhang stehen:

- Gefühle: seelischer Schmerz, Verzweiflung
- Gedanken: „Ich bin es nicht wert", „Ich bin nur eine Last für andere", „Ich muss dem Schmerz ein Ende setzen"
- Verhalten: Fluchtverhalten, „Ich involviere niemandem mehr"
- Körper: wie vom Autopilot gesteuert, Taubheitsgefühl, Zittern

Strategien im Falle von Suizidgefahr

Abschließend skizziert der Therapeut erste Strategien im Fall von Suizidgefahr. Diese kann er aus der gemeinsamen Arbeit am Hausaufgabentext und im Video-Playback ableiten. Die Strategien sollen dem Patienten helfen, sich frühzeitig aus gefährlichen suizidalen Situationen zu lösen, indem Anleitungen für alternative Handlungen formuliert werden. Hier können auch kognitiv-verhaltenstherapeutische Techniken (z. B. Tagebuchschreiben, Sorgenstuhl, Achtsamkeitsübung) notiert werden. Wichtig ist, dass die Strategien individualisiert sind. Die verschiedenen Strategien werden in Zusammenarbeit mit dem Patienten gesammelt und in eine hierarchische Reihenfolge gebracht. Zuoberst stehen Strategien, die der Patient allein einsetzen kann, dann folgen Strategien unter Einbezug anderer Personen (private oder Fachpersonen). Erneut gilt: Je spezifischer die Strategien formuliert sind, umso bedeutungsvoller sind sie. Hierbei kann es hilfreich sein, sich an dem von Stanley und Brown (2012) beschriebenen Schema zu orientieren (s. Kap. 1.6.2, S. 32) und zwischen längerfristigen und akuten Strategien zu unterscheiden (s. Kasten „Patientenbeispiel Strategien", S. 66). Unter *längerfristige Strategien* fallen internale Strategien, also solche, die der Patient selbst verfolgen kann, ohne jemanden zu involvieren (z. B. Gitarre spielen, im Wald spazieren, stricken); das Aufsuchen von sozialen Situationen oder Menschen, die helfen, sich abzulenken (z. B. Fußball spielen, mit einer Freundin einkaufen gehen, Kaffee trinken gehen), oder das Involvieren einer Person des Vertrauens, um über sein Befinden zu sprechen. Der Therapeut sollte nicht vergessen, auch Strategien aufzunehmen, die das Umfeld sicher machen (z. B. nur kleine Dosen Medikamente zu Hause aufbewahren, keinen Alkohol trinken, wenn es mir nicht gut geht). Zu den *akuten Strategien* gehören Menschen, die der Patient um Hilfe bitten kann (z. B. Nachbar, Mutter, Spitex, Freund), und professionelle Helfer (Psychotherapeut, Krisenzentrum, ASSIP-Therapeut, Notfallstation eines Krankenhauses etc.). Der Therapeut sollte bei der Erstellung des Krisenplans immer den persönlichen Kontext des Patienten miteinbeziehen (z. B. Verfügbarkeit eines Autos, Prepaid-Telefonkarten, alleinstehend, Wohnort auf dem Land).

Dabei sollten auch Strategien für die Nacht einfließen. Kinder sollten nicht in den akuten Notfallplan einbezogen werden, da das suizidale Erleben und Verhalten der Eltern eine hohe Belastung und auch einen Risikofaktor für sie selbst darstellt. Es empfiehlt sich, die Patienten dazu zu motivieren, die Strategien im Falle von Suizidgefahr mit den Kindern zu besprechen und sie gegebenenfalls unter den längerfristigen Strategien (Menschen, mit denen ich mich ablenken kann: z. B. Kaffee trinken, spazieren) aufzuführen.

Patientenbeispiel Strategien

Strategien im Falle von Suizidgefahr

Längerfristige Strategien:

1. Kochen, die Wohnung aufräumen, eine Serie im TV schauen, Joggen
2. Unter Menschen gehen: Kaffee trinken, mich auf eine Bank setzen
3. Mit einem Freund (ev. Name) im Wald spazieren
4. Medikamente: wöchentliche Dosis in der Apotheke holen

Akut:

Telefonieren, vorbeigehen

5. Freund/-in, Familie/Nachbar (Nummer)
6. Hausarzt/Bezugsperson (Nummer)
7. ...
8. Ambulante/-r Therapeut/-in (Nummer):
9. ASSIP Therapeut/-in (Name und Nummer)
10. Dienstarzt Psychiatrie und Krisennotfallteam (Nummer) Direkt auf die Notfallstation eines Krankenhauses, z. B. ....

Weiteres Vorgehen mit oben genannter Person besprechen!

In der randomisierten kontrollierten ASSIP-Studie konnten wir aufzeigen, dass Patienten der ASSIP-Gruppe 11 % weniger dysfunktionale und 6 % mehr problemfokussierte Bewältigungsstrategien anwandten (Gysin-Maillart et al., 2020). Eine vertiefte Analyse zeigte, dass die Patienten der ASSIP-Gruppe sich im Vergleich zu einer Kontrollgruppe nach 12 Monaten mehr ablenken konnten und sich nach 24 Monaten weniger Selbstvorwürfe machten. Ferner hatten Menschen, die aktiv Bewältigungsstrategien anwandten, weniger Suizidgedanken.

Nach Abschluss der Überarbeitung der Fallkonzeption unterschreiben Patient und Therapeut gemeinsam die schriftliche Zusammenfassung. Dies hat zum Zweck, dass sich sowohl der Patient wie auch der Therapeut „vertraglich“ verpflichten, die erarbeiteten Maßnahmen einzuhalten.

Hope Leporello

Der Hope Leporello[5] ist ein Zickzack-Faltheft, auf das der Therapeut den zweiten Teil der Fall-

5 Ein Zickzack-Faltheft oder -Faltbuch in Form eines langen Papierstreifens, der ziehharmonikaartig zusammengelegt wird. Der Name ist Mozarts Oper „Don Giovanni“ entnommen. Leporello, der Diener des Frauenhelden, führte für seinen Herrn eine Liste der Damen, die von diesem verführt wurden. Als sie die Zahl hundert überstieg, ließ sich der Diener das faltbare Heft einfallen und testete es in der Oper auf einer Treppe. Seither hat sich der Name Leporello für faltbare Hefte eingebürgert. Hope meint das englische Wort für „Hoffnung“.

konzeption kopiert (s. den Kasten „Hope Leporello: praktische Anleitung“). Der Hope Leporello hat zusammengefaltet die Größe einer Kreditkarte und kann daher leicht im Portemonnaie aufbewahrt werden, sodass der Patient zu jeder Zeit Zugriff auf seine Strategien hat (s. **Abb. 2-4** und **Abb. 2-5**).

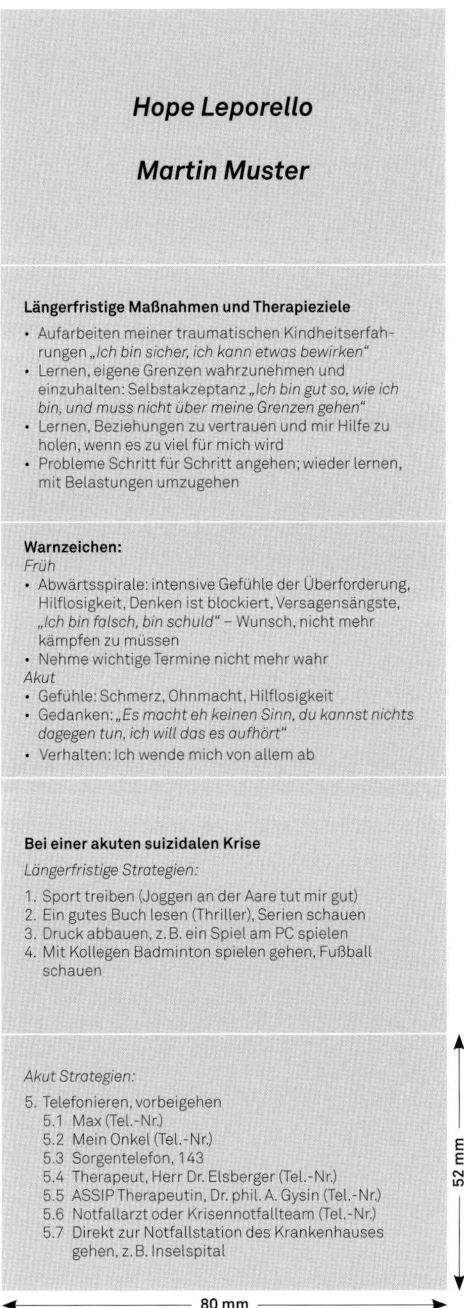

Hope Leporello

Martin Muster

Längerfristige Maßnahmen und Therapieziele

- Aufarbeiten meiner traumatischen Kindheitserfahrungen *„Ich bin sicher, ich kann etwas bewirken“*
- Lernen, eigene Grenzen wahrzunehmen und einzuhalten: Selbstakzeptanz *„Ich bin gut so, wie ich bin, und muss nicht über meine Grenzen gehen“*
- Lernen, Beziehungen zu vertrauen und mir Hilfe zu holen, wenn es zu viel für mich wird
- Probleme Schritt für Schritt angehen; wieder lernen, mit Belastungen umzugehen

Warnzeichen:

Früh

- Abwärtsspirale: intensive Gefühle der Überforderung, Hilflosigkeit, Denken ist blockiert, Versagensängste, *„Ich bin falsch, bin schuld“* – Wunsch, nicht mehr kämpfen zu müssen
- Nehme wichtige Termine nicht mehr wahr

Akut

- Gefühle: Schmerz, Ohnmacht, Hilflosigkeit
- Gedanken: *„Es macht eh keinen Sinn, du kannst nichts dagegen tun, ich will das es aufhört“*
- Verhalten: Ich wende mich von allem ab

Bei einer akuten suizidalen Krise

Längerfristige Strategien:

1. Sport treiben (Joggen an der Aare tut mir gut)
2. Ein gutes Buch lesen (Thriller), Serien schauen
3. Druck abbauen, z.B. ein Spiel am PC spielen
4. Mit Kollegen Badminton spielen gehen, Fußball schauen

Akut Strategien:

5. Telefonieren, vorbeigehen
   - 5.1 Max (Tel.-Nr.)
   - 5.2 Mein Onkel (Tel.-Nr.)
   - 5.3 Sorgentelefon, 143
   - 5.4 Therapeut, Herr Dr. Elsberger (Tel.-Nr.)
   - 5.5 ASSIP Therapeutin, Dr. phil. A. Gysin (Tel.-Nr.)
   - 5.6 Notfallarzt oder Krisennotfallteam (Tel.-Nr.)
   - 5.7 Direkt zur Notfallstation des Krankenhauses gehen, z.B. Inselspital

52 mm

80 mm

Abbildung 2-4: Leporello-Vorlage

Abbildung 2-5: Beispiel Hope Leporello

Hope Leporello: Praktische Anleitung

Der Hope Leporello enthält die im zweiten Teil der Zusammenfassung aufgeführte Liste der längerfristigen Maßnahmen/Therapieziele, der Warnsignale und der Strategien im Falle von Suizidgefahr. Am einfachsten ist es, eine entsprechende Word-Vorlage mit einem Rahmen von 80 mm x 52 mm anzulegen. Je nach Textmenge empfiehlt sich die Schriftgröße 8 bis 10 und/oder den Text auf Stichworte zu kürzen. Am besten wird für den Druck ein farbiges Papier verwendet, das der Patient idealerweise selbst auswählt. Der Anblick seines ganz persönlichen Leporellos, in einer angenehmen Farbe, soll ihn positiv an die ausgearbeitete Liste erinnern. Der Hope Leporello wird am Ende der letzten Sitzung angefertigt (Sitzung drei oder vier). Damit der Therapeut genügend Zeit für die Formatierung hat, empfiehlt es sich, dem Patienten in der Zwischenzeit noch einmal die ASSIP-Fallkonzeption zum Durchlesen zu geben. Während der Patient liest, kann der Therapeut in Ruhe den Hope Leporello erstellen und ausdrucken, mit einer Schere oder einem Papierschneider zuschneiden und anhand der vorgegebenen Linien auf Kreditkartengröße falten. Es empfiehlt sich, den personalisierten Leporello unter dem Namen des Patienten zusammen mit den anderen schriftlichen Unterlagen abzuspeichern. Damit ist die Möglichkeit gegeben, bei einem späteren Kontakt den Inhalt (z.B. Notfallnummern der wichtigen Kontaktpersonen) anzupassen. Es ist selbstverständlich auch möglich, den Leporello dem Patienten zusätzlich per E-Mail zu übermitteln.

Notfallkarte

Der Patient erhält zudem eine Notfallkarte (s. **Abb. 2-6**). Der Therapeut bittet den Patienten, die drei wichtigsten der erarbeiteten Strategien vorne auf die Karte zu schreiben.

Oft sind dies Telefonnummern. Der Patient wird gebeten, die Notfallkarte wenn möglich immer bei sich zu tragen (z.B. im Portemonnaie oder in der Agenda). Die Notfallkarte kann dem Patienten auch nach der ersten Sitzung mit den einleitenden Worten gegeben werden: „Von nun an bin ich Ihr ASSIP-Therapeut und für Sie da."

2.7.3 Abschluss

Als präventive Maßnahme ist es wichtig, die erarbeiteten Unterlagen möglichst dem Zuweiser, dem niedergelassenen behandelnden Psychotherapeuten, Psychiater, Hausarzt oder sonstigen Bezugspersonen zu schicken, damit sie im Falle einer suizidalen Krise über den Sicherheitsplan informiert sind. Dies ist sehr wichtig, um die Verbindung von ASSIP zum professionellen Helfersystem zu gewährleisten, aber auch um aufgedeckte längerfristige Hintergründe und Therapieziele, die mit der suizidalen Handlung

.... ***Tel.-Nummer Klinik/Praxis***	***Zu beachten bei drohender Krise:*** • Gefahr früh erkennen! • Leporello benutzen • Das Gespräch mit hilfreicher Person suchen (Freund/in, Angehörige/r etc.) • Tel. *Klinik/Praxis* • Tel. Hausarzt Tagsüber: *erreichbar wie* (Tel.) Nachts und an Wochenenden: *erreichbar wie* (Tel.) *E-Mail Therapeut/-in* **Karte immer bei sich tragen!**

Abbildung 2-6: Exemplarische Notfallkarte

im Zusammenhang stehen, in einer Langzeittherapie vertiefen zu können. Der Therapeut holt sich dafür das Einverständnis des Patienten ein und fragt ihn, an wen er eine Kopie schicken darf. Manche Patienten bringen die schriftlichen Unterlagen selbst zu ihrem Behandler. Ansonsten empfiehlt sich, einen Abschlussbericht inklusive einer Beschreibung der ASSIP-Kurztherapie (auf der ersten Seite) zu versenden.

Der Therapeut kann die Sitzung nun abschließen. Er klärt ab, wie es dem Patienten geht. Bei stationären Patienten sollte gegebenenfalls auch hier wieder ein Fahrdienst organisiert und eine Rückmeldung an den Behandler gegeben werden. Falls es sich um die letzte Sitzung handelt, erklärt der Therapeut dem Patienten das weitere Vorgehen hinsichtlich des weiterführenden Briefkontakts (s. Kap. 2.9). Er überprüft, ob er die aktuelle Adresse, Telefonnummer und E-Mail-Adresse des Patienten hat, und fragt nach, ob er bei Fragen oder Unklarheiten telefonisch Kontakt aufnehmen kann. Wenn der Patient keine weiteren Fragen hat, schließt der Therapeut die Sitzung ab. Der Patient wird daran erinnert, dass er sich in den nächsten zwei Jahren jederzeit bei seinem ASSIP-Therapeuten melden kann.

2.8 Vierte Sitzung (optional): Mini-Exposition

2.8.1 Einführung

Die Kurztherapie ASSIP wurde ursprünglich mit den drei bisher beschriebenen Sitzungen entwickelt und evaluiert (Gysin-Maillart et al., 2016). Im Verlaufe der Zeit flossen neue empirische Befunde ein, sodass sich die Autoren entschieden, eine vierte optionale Sitzung anzufügen, die sogenannte Mini-Exposition. Sie basiert auf der Arbeit von Wenzel, Brown und Beck (Brown et al., 2005; Wenzel et al., 2009), die zeigen konnten, dass sich eine Imaginationsübung als Technik eignet, um bestehende suizidale Muster (z. B. Gefühle, Gedanken, Verhalten) vertieft zu bearbeiten und neu entwickelte, präventive Strategien einzuüben (s. den Kasten „Mini-Exposition“, S. 70).

Ziel der vierten optionalen Sitzung ist es, anhand einer erneuten Exposition mit der eigenen Geschichte die gemeinsam erarbeiteten Strategien vertieft einzuüben. Dazu wird die Videoaufnahme der ersten Sitzung (das narrative Interview) verwendet. Der Therapeut wählt eine Sequenz aus der Videoaufnahme aus, in der der Patient über den Ablauf der suizidalen Handlung spricht, und beginnt ca. zwei Minuten vorher mit dem Abspielen, um den suizidalen Prozess abzubilden (psychischer Schmerz, Suizidgedanken, Entscheidung, Suizidhandlung). Bei Patienten mit mehreren Suizidversuchen steht die letzte suizidale Krise im Fokus.

Therapeut und Patient sitzen wie beim Video-Playback Seite an Seite vor dem Computer oder TV-Bildschirm. Der Patient soll nun versuchen, sich erneut in den suizidalen Modus zu versetzen, und konkret benennen, zu welchem Zeitpunkt im Video er welche Warnzeichen erkennt und mit welchen Strategien er den suizidalen Ablauf hätte beeinflussen und/oder unterbrechen können (aus der heutigen Perspektive). Die Verantwortung für den Prozess liegt nun wieder (analog dem Narrativ) ganz beim Patienten. Nur der Patient stoppt die Aufnahme, nicht der Therapeut. Vor Beginn der Sitzung druckt der Therapeut die Liste der Langzeittherapieziele, Warnzeichen und Strategien (aus der Fallkonzeption) zweimal aus. Eine Version liegt beim Patienten, die andere ist für den Therapeuten, um Notizen für den Fall von Anpassungen der Strategien machen zu können. Die klinische Erfahrung zeigt, dass es Patienten gibt, die sehr von diesem vertieften Einüben der Strategien bei gleichzeitiger Exposition mit der Geschichte des Suizidversuchs profitieren. Nicht selten kommt es vor, dass Patienten ihre Strategien anpassen und weiter spezifizieren. Bei anderen Patienten reichen die ersten drei Sitzungen aus.

Mini-Exposition

Die Etablierung neuer Verhaltensweisen setzt in der kognitiven Verhaltenstherapie die Aktivierung alter Muster, die oft mit einem Vermeidungsverhalten verbunden sind, voraus. Dies geschieht, indem sich der Patient mit den für ihn spezifisch bedrohlichen und angstauslösenden Situationen auseinandersetzt. Für den Aufbau neuer Bewältigungsstrategien spielt es eine entscheidende Rolle, dass dies in einem positiven motivationalen und emotionalen Kontext geschieht (Grawe, 2004b). Diese Voraussetzungen sind in der vierten Sitzung von ASSIP normalerweise gegeben. Narratives Interview, Video-Playback und gemeinsames Erarbeiten der biografischen Hintergründe suizidaler Krisen und der individuellen Bewältigungsstrategien schaffen eine therapeutische Beziehung, die geprägt ist von einer gemeinsamen Sicht des suizidalen Verhaltens und einer partnerschaftlichen Motivation und Zielsetzung.

Im Therapieprogramm von Wenzel und Kollegen (2009) wird eine empirisch-wissenschaftlich begründete Methode der Kognitiven Verhaltenstherapie zur Behandlung suizidalen Verhaltens beschrieben, die in der Abschlussphase der Behandlung anhand einer Imaginationsübung erlernte Strategien einübt und damit gleichzeitig den Therapiefortschritt erfasst. Hierfür wird der Patient aufgefordert, sich seine letzte suizidale Krise vorzustellen und gleichzeitig systematisch zu beschreiben, in welcher Weise er mit suizidrelevanten Gedanken, Gefühlen, Verhalten und Umständen neu umgehen würde. Das Ziel dieses sogenannten *relapse prevention protocol* ist die Rückfallprävention durch Einüben bzw. Testen der erlernten Strategien. Die Patienten werden dabei unter verbaler Anleitung mittels geführter Erinnerung in den Zustand der letzten suizidalen Krise (in den suizidalen Modus) versetzt und aufgefordert, die spezifischen Bewältigungsstrategien anzuwenden.

In der Kurztherapie ASSIP kommt dieses Element – in der vierten Sitzung – etwas anders zur Anwendung, indem die Aktivierung des suizidalen Modus mittels der Videoaufzeichnung des initialen narrativen Interviews erfolgt. Dies hat den Vorteil, dass die Aktivierung meist wesentlich leichter erreicht wird und der entsprechende Videoausschnitt je nach Erfolg der Übung mehrmals wiederholt werden kann. Der Erfolg zeigt sich darin, dass der Patient selbst das Video anhält und spontan meldet, zu welchem Zeitpunkt der suizidalen Krise er welche Sicherheitsstrategie anwenden würde. Dabei werden teils Strategien, die in der dritten Sitzung formuliert wurden, revidiert und/oder ergänzt.

2.8.2 Vorgehen

Der Therapeut beginnt die Sitzung mit der Frage, wie es dem Patienten nach der letzten Sitzung ergangen ist und ob er noch Ergänzungen oder Anmerkungen zu den erarbeiteten Unterlagen hat. Danach erklärt er ihm das Vorgehen dieser Sitzung, z. B. mit folgenden Worten:

Wir werden nun erneut das Video mit Ihrer Geschichte anschauen, um Ihre erarbeiteten Strategien einzuüben. Dafür werden wir in der Aufnahme ca. zwei Minuten vor dem (letzten) Suizidversuch einsteigen. Ich möchte Sie bitten, sich so gut es geht in den damaligen Zustand hinein zu versetzen. Was fühlten Sie, welche Gedanken hatten Sie? Ich bitte Sie außerdem, die Aufnahme zu stoppen, wann immer Sie Warnzeichen erkennen oder meinen, zu diesem Zeitpunkt hätten Sie eine Strategie anwenden können, die wir in den letzten Sitzungen erarbeitet haben. Diesmal werde ich die Aufnahme meinerseits nicht stoppen, sodass Sie selber entscheiden können, wann und wo Sie diesen gefährlichen Zustand hätten unterbrechen können.

Es kommt vor, dass der Patient die Aufzeichnung des Suizidversuchs durchlaufen lässt, ohne zu unterbrechen oder ohne eine der Strategien zu erwähnen. In diesem Fall sollte der Therapeut gemeinsam mit dem Patienten nach einer Erklärung dafür suchen. Einerseits kann

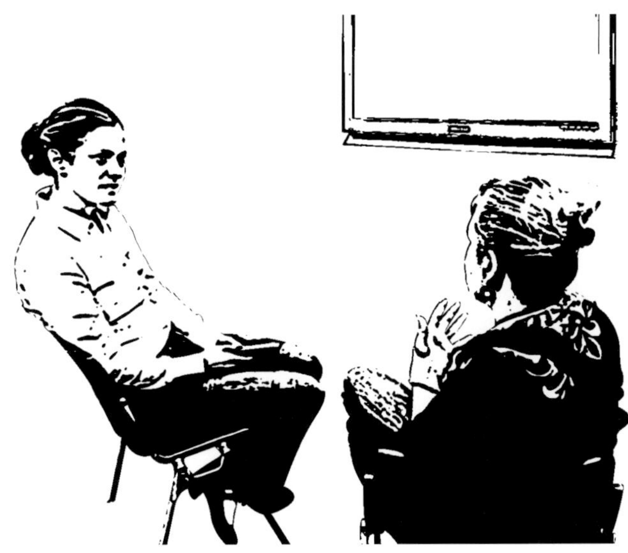

es daran liegen, dass die erarbeiteten Strategien angepasst werden müssen. Ein Patient sagte beispielsweise: „Ich merke gerade, dass mir die obigen Strategien nicht helfen würden, ich müsste sofort mein Handy nehmen und die Klinik anrufen.“ Andererseits kann es auch sein, dass der Patient realisiert, dass er zu einem viel früheren Zeitpunkt etwas hätte unternehmen müssen: „Ich habe gerade gemerkt, dass es an diesem Morgen schon zu spät war. Ich hätte diesen Ablauf nicht mehr unterbrechen können, ich war wie im Autopilot. Ich hätte bereits die Woche davor mit meinem Therapeuten darüber sprechen sollen, ihm sagen sollen, dass es mir schlechter geht, und auf keinen Fall hätte ich nach der Eskalation des Streits mit meinem Bruder allein nach Hause gehen dürfen.“ In beiden Fällen sollte die Sequenz noch einmal abgespielt werden, um alternative Strategien zu erarbeiten. Im letzteren Fall kann der Therapeut mit dem Abspielen der Aufnahme früher einsetzen: „Bis zu welchem Zeitpunkt in Ihrer Geschichte hätten Sie noch etwas tun können?“ Dort einsteigen. Das Ziel ist, dass der Patient die Aufnahme von sich aus wiederholt, unterbricht und handlungsorientierte präventive Maßnahmen einbringt. Dafür kann die Sequenz auch mehrere Male abgespielt werden.

Fühlt sich der Patient befähigt, den suizidalen Prozess von sich aus zu stoppen, ergänzt der Therapeut die Fallkonzeption des Patienten mit den besprochenen Anpassungen (am Computer). Danach wird der Bericht ausgedruckt, unterschrieben und der Hope Leporello für den Patienten erstellt (s. Kap. 2.7.2, S. 62).

2.8.3 Abschluss

Der Therapeut erinnert den Patienten daran, dass er sich in den nächsten zwei Jahren jederzeit bei ihm melden kann. Abschließend erklärt er ihm noch einmal das Vorgehen der brieflichen Kontaktaufnahme (s. Kap. 2.9). Der Therapeut kann die letzte Sitzung nun abschließen, klärt letzte Fragen und erkundigt sich nach dem Befinden des Patienten. Siehe ausführliches Abschlussprozedere in Kapitel 2.6.3.

2.9 Brieflicher Kontakt

2.9.1 Einführung

Der Patient erhält in den folgenden zwei Jahren regelmäßig Briefe. Im ersten Jahr alle drei Monate, im zweiten Jahr alle sechs Monate. Diese Briefe sind standardisiert, können aber um einige persönliche Sätze ergänzt werden (s. Anhang 9-1 bis 9-6). Wie in Kapitel 1.6.5 dargestellt, können auch minimale Langzeitkontakte das Suizidrisiko reduzieren (Motto & Bostrom, 2001; Carter et al., 2005, 2013). Das Zusenden von Briefen durch den zuständigen Therapeuten hat einerseits zum Ziel, durch regelmäßige Kontakte mit dem Patienten eine therapeutische Verankerung im Sinne einer sicheren Basis (s. den Kasten „Der Therapeut als ‚sichere Basis'", S. 23) aufrechtzuerhalten. Andererseits soll der Patient im Falle einer erneuten suizidalen Krise möglichst einfach Zugriff auf ein professionelles Helfersystem haben. Ein wesentliches Element ist, dass Patienten das Risiko einer neuen suizidalen Krise nicht verdrängen und die Erinnerung an die eigenen Strategien wachhalten.

2.9.2 Vorgehen

In der letzten Sitzung informiert der Therapeut den Patienten, dass er in den nächsten zwei Jahren regelmäßig Briefe erhalten wird. Er kann ihm erklären, dass Studien (s. Kap. 1.6.5) gezeigt haben, dass dadurch das Suizidrisiko reduziert werden kann. Der Therapeut informiert den Patienten ferner über seine Präsenzzeiten in der Klinik oder Praxis sowie über das Vorgehen im Falle seiner Abwesenheit; die wichtigen Nummern sollte der Patient bereits in seinen Krisenplan aufgenommen haben. Der Patient soll jederzeit einen schnellen und direkten Zugang zum Helfersystem haben. Der Therapeut erklärt dem Patienten das weitere Vorgehen beispielsweise wie folgt:

Von nun an werden Sie alle drei Monate im ersten Jahr, dann alle sechs Monate im zweiten Jahr Briefe von mir bekommen, um Sie immer wieder daran zu erinnern, dass auch in Zukunft suizidale Krisen auftreten können und Sie die erarbeiteten Strategien nicht vergessen dürfen. Bitte denken Sie daran, dass ich für Sie da bin.

In den Briefen (s. **Abb. 2-7**) werden stets Adresse, Telefonnummer und E-Mail-Adresse des Therapeuten angegeben. Manchmal geben Patienten Rückmeldung, wie es ihnen in der Zwischenzeit ergangen ist (z. B. per E-Mail). Im Folgenden drei solche Rückmeldungen:

> Guten Abend, ich danke Ihnen für Ihre Briefe, welche ich auch in Zukunft gerne erhalten möchte. Sehr gerne gebe ich Ihnen einen Zwischenbericht ... Es ist gut zu wissen, dass ich mich bei Ihnen melden kann, falls es bei mir nicht weitergeht oder falls ich Schwierigkeiten habe. Ich werde dann bald wieder von Ihnen (schriftlich) hören ... Bis dahin wünsche ich Ihnen alles Gute. *(Herr M. L., ASSIP-Patient, E-Mail, 2019)*

> Vielen Dank für Ihr Schreiben. Ich bin froh, dass ich das ASSIP-Programm besucht habe. Manchmal ist es noch schwierig, aber ich nehme Tag für Tag. Ich bedanke mich für Ihr Angebot, dass ich mich jederzeit bei Ihnen melden kann. *(Frau D. S., ASSIP-Patientin, E-Mail, 2020)*

> Es ist immer wieder schön Ihren Brief zu lesen ... Es geht mir besser...

> Danke für Ihr Interesse an meinem Gesundheitszustand. Freundliche Grüsse. *(Frau B.A., ASSIP-Patientin, E-Mail, 2021)*

Darauf kann der Therapeut in ein bis zwei Sätzen antworten (z. B. per E-Mail): „Ich danke Ihnen für Ihre Zeilen, über die ich mich gefreut habe. Falls ich in der Zwischenzeit nichts von Ihnen höre, werde ich mich in ein paar Wochen wieder bei Ihnen melden." Alternativ kann der Therapeut im nächsten Brief den standardisierten Text um eine persönliche Anmerkung ergänzen („Ich hoffe, dass Sie weiterhin Ihre Schritte machen und die berufliche Wiedereingliederung gut läuft"). Der Aufwand dafür ist gering.

2.9.3 Verwaltung der Briefe

Damit der behandelnde Therapeut auch rechtzeitig an das Versenden der Briefe denkt, ist es empfehlenswert, eine Datenbank (z. B. in Ac-

Patientenbrief

Bern, den 2. Mai 2021

Lieber Herr W.,
es ist nun 6 Monate her seit dem letzten Termin bei mir. Ich hoffe, dass es Ihnen so weit gut geht. Sie erhalten von uns einige Male im Jahr ein paar Zeilen, weil wir wissen, dass auch längere Zeit nach einer suizidalen Krise die Gefahr nie vollständig gebannt ist.
Denken Sie daran, dass man auch in einer Situation, die momentan unerträglich scheint, einen Moment innehalten kann, um einfach mal ganz wertfrei („Es ist weder gut noch schlecht, es ist nun mal momentan einfach so“) zu spüren und zu überlegen, was in einem abläuft. Schmerz, seelischer Schmerz, kann nicht ewig dauern. Oft hilft uns ein Gespräch mit einer anderen Person, die Perspektive wieder zurechtzurücken.
Vergessen Sie nicht, dass Sie sich wenn nötig jederzeit bei uns melden können (zu den Bürozeiten (Tel.-Nr.: ...); außerhalb der Bürozeiten (18–8 Uhr) und an den Wochenenden können Sie sich bei der Kriseninterventionsstation melden oder beim Notfallzentrum des Krankenhauses (Tel.-Nr. ...).

Mit freundlichen Grüßen

Anja Gysin-Maillart, anja.gysin@upd.unibe.ch

Abbildung 2-7: Beispiel Patientenbrief

cess) zu erstellen (gegebenenfalls mithilfe eines Sekretariats oder Microsoft-Anwenders). Die Briefe werden im ersten Jahr alle drei Monate, im zweiten Jahr halbjährlich versendet.

Mit dieser Datenbank können die wichtigsten demografischen Daten erfasst werden (Name, Geschlecht, Anzahl der Suizidversuche). Außerdem empfiehlt es sich, die Kontaktdaten (Datum der Termine eins bis vier) zu erfassen und eine Variable für den letzten Kontakt zu erstellen, um die Briefe für die zwei Jahre zu planen. Auf diese Weise wird dem Therapeuten zum richtigen Zeitpunkt eine elektronische Erinnerung gesendet, um die noch nicht erledigten Briefe zu schreiben.

2.10 Ausblick

ASSIP ist ein dynamisches Therapiekonzept, das offen ist für weitere Entwicklungen. Im Laufe der Jahre, in denen ASSIP angewandt und evaluiert wurde, flossen laufend neue Erfahrungen ein. Das Therapiemanual ASSIP wurde seit der deutschen Originalveröffentlichung im Jahr 2013 in fünf Sprachen (Englisch, Finnisch, Iranisch, Koreanisch und Holländisch) übersetzt. Weitere Übersetzungen sind geplant.

Die Kurztherapie ASSIP wurde in den letzten Jahren international in verschiedenen Gesundheitssystemen implementiert und erforscht (s. dazu www.assip.ch; www.assip.org). Auch wurden Modifikationen für unterschiedliche Patientengruppen vorgenommen. In den USA etwa wurde ASSIP für süchtige Patienten während der Intensivbehandlung angepasst und in Belgien unter der Bezeichnung ASSIP Home Treatment im häuslichen Umfeld durchgeführt. Diese neuen klinischen Erfahrungen werden heute vielerorts wissenschaftlich untersucht. Vor kurzem wurde ASSIP im Rahmen des amerikanischen *Surgeon General's Call for Suicide Prevention* unter die empfohlenen evidenzbasierten Therapieansätze zur Behandlung von Patienten mit Suizidrisiko aufgenommen.

Die Originalausgabe dieses Manuals wurde 2013 fertiggestellt und veröffentlicht, während die Evaluation von ASSIP noch in vollem Gang war. Heute ist die Effektivitätsstudie von

ASSIP publiziert und frei zugänglich (Gysin-Maillart et al., 2016). Dabei konnten die Autoren zeigen, dass die Kurztherapie ASSIP das Risiko für suizidale Handlungen um annähernd 80 % reduziert und dabei kosteneffektiv die Behandlungstage vermindert. Weitere Untersuchungen und zukünftige Projekte werden regelmäßig auf der ASSIP Homepage (www.assip.ch; www.assip.org) veröffentlicht, sodass die Leser dieses Manuals und ASSIP-Therapeuten sich stets auf dem Laufenden halten und mit uns in Verbindung treten können.

Um die Behandlungstreue der ASSIP-Therapeuten zu erhöhen und sie in ihrem Lernprozess zu unterstützen, wurde die sogenannte *ASSIP Adhärenz- und Kompetenzskala* entwickelt (ASSIP Adherence and Competence Scale, ACS, www.assip.org oder bei Gysin-Maillart verfügbar). Mithilfe der ASSIP ACS und eines dazugehörigen Kodiermanuals können weiterführende Forschungsprojekte ergänzt werden.

Anhang

Anhang 1: Vorlage Informationsblatt für Patienten

ASSIP – Kurztherapie für Patienten nach einem Suizidversuch (Attempted Suicide Short Intervention Program)

Die Kurztherapie nach Suizidversuch wird allen Patienten, die einen Suizidversuch unternommen haben, routinemäßig empfohlen. Sie ist kein Ersatz für eine längerfristige Therapie, sondern ein zusätzliches spezifisches Angebot zur Klärung der Hintergründe eines Suizidversuchs und zur Erarbeitung von Maßnahmen zur Vorbeugung suizidaler Krisen. Ein erfolgter Suizidversuch erhöht das Risiko für einen späteren Suizid über Jahre hinweg. Aus der Suizidforschung wissen wir, dass die Kurztherapie ASSIP das Risiko für weitere Suizidhandlungen reduzieren kann.

Kurzbeschreibung des Angebots:

1. Konsultation: Narratives Interview über die Hintergründe des Suizidversuchs. Das Gespräch wird auf Video aufgezeichnet. Sie bekommen schriftliche Unterlagen zum Thema suizidales Erleben und Verhalten (Psychoedukation).
2. Konsultation: Video-Playback. Das aufgezeichnete Interview wird zusammen mit Ihnen angeschaut. Abläufe, die einer suizidalen Krise vorausgehen, werden gemeinsam geklärt.
3. Konsultation: Die Hintergründe der suizidalen Krise, längerfristige Therapieziele, Warnsignale und Ihr ganz persönlicher Krisenplan werden gemeinsam überarbeitet und schriftlich festgehalten.
4. Konsultation (optional): Gemeinsam werden anhand des Videos erlernte Strategien eingeübt.
5. Briefliche Kontaktaufnahme von unserer Seite alle drei bzw. sechs Monate über mindestens zwei Jahre hinweg.

Leitung:
<<Name>>, <<Funktion>>
<<Institution>>
<<Kontaktdaten: Adresse, Telefon, E-Mail>>

Anhang 2: Vorlage Informationsblatt für Ärzte, Psychologen, Pflegepersonal

ASSIP – Kurztherapie für Patienten nach einem Suizidversuch (Attempted Suicide Short Intervention Program)

Die Kurztherapie ASSIP wird allen Patienten, die einen Suizidversuch unternommen haben, routinemäßig empfohlen. Sie ist kein Ersatz für eine längerfristige Therapie, sondern ein spezifisches klinisches Angebot zur Klärung der Hintergründe eines Suizidversuchs und zur Erarbeitung von Maßnahmen zur Vorbeugung suizidaler Krisen. Ein erfolgter Suizidversuch ist der wichtigste Risikofaktor für einen späteren Suizid. Er erhöht das Risiko über Jahre hinweg um ein Vielfaches. Die Kurztherapie ASSIP hat das Ziel, das Suizidrisiko für weitere suizidale Handlungen zu reduzieren. Das Angebot ersetzt keine längere Psychotherapie, sondern soll diese ergänzen.

Kurzbeschreibung des Angebots:

1. Konsultation: Narratives Interview über die Hintergründe des Suizidversuchs. Das Gespräch wird auf Video aufgezeichnet. Die Patientin oder der Patient bekommt schriftliche Unterlagen zum Thema suizidales Erleben und Verhalten (Psychoedukation).
2. Konsultation: Video-Playback. Das aufgezeichnete Interview wird zusammen mit der Patientin oder dem Patienten angeschaut. Abläufe, die einer suizidalen Krise vorausgehen, werden gemeinsam geklärt, Warnzeichen aufgedeckt und präventive Strategien erarbeitet.
3. Konsultation: Fallkonzeption suizidalen Verhaltens. Die Hintergründe einer suizidalen Krise, längerfristige Therapieziele, Warnzeichen und ein persönlicher Krisenplan für den Fall von Suizidgefahr werden erarbeitet und anschließend schriftlich zuhanden der Patientin oder des Patienten sowie auf Wunsch für die Therapeutin oder den Therapeuten festgehalten.
4. Konsultation (optional): Gemeinsam mit der Patientin oder dem Patienten werden anhand des Videos erlernte Strategien eingeübt.
5. Briefliche Kontaktaufnahme von unserer Seite alle drei bzw. sechs Monate über mindestens zwei Jahre hinweg.

Anmeldung: Bitte mit dem separaten Anmeldetalon/Zuweisung/per E-Mail an ...
Bitte händigen Sie der Patientin oder dem Patienten bereits die Patienteninformation aus. Wir nehmen anschließend mit Ihnen oder der Patientin/dem Patienten direkt Kontakt auf.

Ausschlusskriterien: Fremdsprachen, Psychose, Borderline-Persönlichkeitsstörung.
Gerne können Sie uns jederzeit kontaktieren, um weitere Fragen zu klären.

Leitung:
<<Name>> <<Funktion>>
<<Institution>><<Kontaktdaten: Adresse, Telefon, E-Mail>>

Anhang 3: Einverständniserklärung zur Videoaufnahme

Briefkopf

Einverständniserklärung zur Videoaufnahme
Der/Die Unterzeichnende erklärt sich mit der Aufzeichnung der Therapiesitzungen auf Video einverstanden.

Die Aufzeichnung wird von dem behandelnden Therapeuten/der behandelnden Therapeutin und seinen/ihren Supervisoren zum Zweck der weiteren Behandlung genutzt.

Die Aufnahme wird streng vor jeglichem unbefugten Zugriff geschützt. Ihr Name und Ihre Daten sowie die Namen und Angaben aller erwähnter Personen bleiben anonym und unterstehen der Geheimhaltungs- und Schweigeplicht.

Der/Die Unterzeichnende hat das Recht, diese Erklärung jederzeit zu widerrufen und die Löschung der Aufnahme zu verlangen. Die <<*Name der Klinik/ des Therapeuten*>> verpflichtet sich, den Schutz der aufgezeichneten Daten zu gewährleisten (ärztliches Berufsgeheimnis).

Ich verstehe obige Ausführungen, bin mit ihnen einverstanden und erteile ausdrücklich mein Einverständnis zur Verwendung von Aufnahmen von mir in obigem Sinne und entbinde die Fachpersonen der Sprechstunde ASSIP dazu von der Schweigepflicht.

Name, Vorname: ....

Ort, Datum: ....

Unterschrift: ....

Gesetzliche Vertretung: ....

Anhang 4: Hausaufgabentext „Suizid ist keine überlegte Handlung“

Suizid ist keine überlegte Handlung

Viele von uns kennen Momente in ihrem Leben, in denen sie an die Möglichkeit denken, dem Leben, in das sie geboren wurden, ohne gefragt zu werden, ein selbst gewähltes Ende zu setzen. Das ist ziemlich normal. Tatsächlich haben wir Menschen ja – zumindest theoretisch – diese Freiheit. Die Situation, in der sich der Mensch mit akutem suizidalem Erleben und Verhalten befindet, hat aber wenig mit solchen Überlegungen zu tun.

Seelischer Schmerz

Der akute suizidale Zustand entsteht in Lebenssituationen, die uns in unseren Grundfesten erschüttern, die eine Bedrohung unseres gewohnten Selbsterlebens darstellen. Es sind Situationen, in denen wir etwas erleben, was die meisten Menschen als „seelischen Schmerz“ (engl. *mental pain*) beschreiben. Seelischer Schmerz ist ähnlich einem schlimmen körperlichen Schmerz und kann Folge sein von seelischen Verletzungen, Enttäuschungen, Trennungen von wichtigen Personen, aber auch von Gefühlen des Versagens und des Verlusts von wichtigen Zielen in unserem Leben. Gefährlich wird es, wenn wir in solchen Momenten uns selbst nicht mehr akzeptieren können, wenn der Gedanke auftaucht, dass wir zu nichts taugen, ja wenn plötzlich Gefühle des Selbsthasses entstehen. Nicht alle Menschen kennen Zustände von seelischem Schmerz, aber diejenigen, die solche erlebt haben, wissen, wie schlimm sie sind. Sie lösen in unserem Körper einen Alarmzustand aus, den wir oft kaum mehr unter Kontrolle bringen können. Menschen, die einen Suizidversuch überlebt haben, berichten, dass sie sich wie in einem Nebel oder in einem Trancezustand fühlten, nicht mehr klar denken konnten und vor allem sich und ihren Körper „nicht mehr spürten“. Psychiater sprechen von „dissoziativen Zuständen“. Das sind psychische Ausnahmezustände, in denen das ganzheitliche Erleben von Wahrnehmung, Gefühlen, Gedanken und Körperempfindungen vorübergehend gestört ist. In einem solchen Zustand sind wir nicht mehr in der Lage, klar zu denken und überlegt zu handeln. Unser gesamtes Erleben ist aus dem Ruder gelaufen.

Kennen Sie solche Zustände? Wenn ja, bitte beschreiben Sie sie:

Das emotionale Hirn und das Vernunfthirn

Dank der modernen Hirnforschung verstehen wir heute besser, was in der akuten suizidalen Krise im menschlichen Gehirn abläuft. Unser Verhalten hängt zu einem wesentlichen Teil vom Zusammenspiel zweier wichtiger Hirnregionen ab, und zwar des „emotionalen Hirns", welches im Bereich des Zwischenhirns liegt, und des „Vernunfthirns", das im Stirnhirn lokalisiert ist. Im emotionalen Hirn befindet sich unsere Alarmzentrale, die Amygdala, die rasch und ohne unser bewusstes Überlegen in bedrohlichen Situationen Alarm schlägt und einen Adrenalinschub auslöst. Dadurch wird das Vernunfthirn (frontaler bzw. präfrontaler Cortex), das Zentrum, das plant und nach Lösungen für schwierige Situationen sucht, praktisch ausgeschaltet. Wir sind in diesem Ausnahmezustand für eine gewisse Zeit nicht mehr in der Lage, „überlegt" und unserem „Ich" entsprechend zu handeln. Dies lässt sich mit den modernen bildgebenden Verfahren, die wir für das Studium der Hirnaktivität zur Verfügung haben, eindrücklich zeigen: Wenn Menschen, die suizidale Krisen durchgemacht haben, sich im MRI (Magnetresonanzverfahren) wieder an diesen Moment erinnern, sieht man, dass die Aktivität im Stirnhirn deutlich abnimmt, während sie in der Amygdala zunimmt.

☐ Ja, das leuchtet mir ein.
☐ Nein, das verstehe ich nicht.
Kommentar:

Emotionale Krisen können unser Gehirn überfordern

Erfahrungen, die seelischen Schmerz auslösen, bewirken also einen akuten Stresszustand, der das Stirnhirn lähmt und überlegtes Handeln verunmöglicht. Unser Hirn reagiert, als ob es in einer existenziell bedrohlichen Situation wäre (der drohende Zusammenbruch des Ich-Erlebens ist ja tatsächlich eine existenzielle Bedrohung – nicht körperlicher, sondern psychischer Art), und sieht keinen anderen Ausweg, als diesem Zustand ein Ende zu setzen. Langfristige Lebenspläne und alternative Lösungen sind im akut suizidalen Zustand nicht mehr greifbar. Unser Gehirn handelt, als ob es von einem Autopilot gesteuert würde. Überleben wir die suizidale Krise, ist der Normalzustand meist rasch wiederhergestellt, und lebensorientierte Ziele sind plötzlich wieder im Vordergrund. Eine suizidale Krise hinterlässt aber in jedem Fall Spuren in unserem Gehirn. In einer nächsten emotionalen Krise – und diese kann nach Tagen oder Jahren eintreten – greift das Hirn sofort wieder zum Notfallplan („Suizid ist die Lösung"), weshalb die Schwelle für eine tödlich endende Suizidhandlung gesenkt ist.

Können Sie sich vorstellen, dass der Handlungsplan im Gehirn gespeichert wird?

Frühe Stresserfahrungen können das Suizidrisiko erhöhen

Traumatische Erlebnisse werden in der Amygdala praktisch für immer gespeichert und führen oft zu einem labilen Alarmsystem. Es ist somit verständlich, dass Menschen, die in ihrer Vorgeschichte negative Erfahrungen wie sexuellen Missbrauch gemacht und andere traumatische Situationen erlebt haben, mehr als andere suizidgefährdet sind – weil das emotionale Hirn zu überschießenden und unkontrollierbaren Reaktionen neigt. Dies ist übrigens besonders in der Jugend und im jungen Erwachsenenalter eine Gefahr; das Stirnhirn reift nämlich erst in der Adoleszenz ganz aus und kann deshalb emotionale Impulse in dieser Zeit oft nur ungenügend steuern.

Könnte es sein, dass frühere traumatische Erfahrungen bei Ihnen eine Rolle spielen?

Depressionen erhöhen die Gefahr

Ein ganz großes Risiko stellen viele psychische Störungen dar, allen voran die Depression. Die Depression ist ein Zustand, in dem das emotionale Hirn überaktiv ist, während das Stirnhirn, also der Teil des Gehirns, den wir brauchen, um überlegt zu handeln, in seiner Funktion stark reduziert ist. Menschen mit einer Depression haben also viel mehr Mühe, das emotionale Hirn zu steuern. Hinzu kommt, dass sie sich selbst oft als sehr negativ erleben und die Schuld für die Veränderungen fälschlicherweise auf sich nehmen. Die Voraussetzungen für das Erleben von seelischem Schmerz sind in der Depression also besonders ausgeprägt. Wenn eine Depression vorliegt, sind die suizidalen Impulse lang anhaltend und besonders gefährlich. Depressive Menschen ziehen sich zurück, schämen sich und haben große Mühe, sich jemandem anzuvertrauen. Sie behalten Suizidgedanken oft für sich. Man sagt, dass 50–70 % der Menschen, die durch Suizid sterben, an einer Depression leiden. Darum ist es so wichtig, Depressionen rechtzeitig zu behandeln. Depressionen können jeden Menschen treffen, aber sie können heute erfolgreich, meist ambulant, behandelt werden. Sie sind Zustände von veränderter Hirnfunktion, die jeden Menschen treffen und mit dem Willen allein nicht überwunden werden können.

☐ Ja, ich denke, dass Depressionen bei mir eine Rolle spielen.*
☐ Nein, ich denke nicht, dass Depressionen bei mir eine Rolle spielen.
*) Symptome, die ich bei mir beobachte:

Probleme mit Alkohol und anderen Suchtmitteln erhöhen das Suizidrisiko

Unter dem Einfluss von Alkohol oder Drogen treten Suizidimpulse viel schneller auf; aktuelle Probleme erscheinen viel größer. Die Fähigkeiten, Problemlösungen zu finden, sind durch die veränderte Hirnfunktion stark beeinträchtigt.

☐ Ja, ich denke, dass Alkohol oder Drogen bei mir eine Rolle spielen.
Kommentar:

Suizidgedanken ernst nehmen

Wie und ob wir eine emotionale Krise meistern, hängt von vielen Faktoren ab. Viele Menschen können seelischen Schmerz aushalten. Vielleicht weil sie den Glauben nicht verlieren, dass auch scheinbar unerträglicher seelischer Schmerz vorbeigeht, vielleicht weil sie das Glück haben, dass ihr Gehirn auch unter extremem Stress nicht zu überschießenden Reaktionen neigt. Oft hilft ein Gespräch mit einem vertrauten Menschen, wieder Boden unter die Füße zu bekommen. Wenn wir aber den Schmerz nicht aushalten können oder denken, dass es nur noch schlimmer wird, tauchen fast automatisch Suizidgedanken auf: „Suizid könnte die Lösung sein, dem unerträglichen Schmerz und Selbsthass ein Ende zu setzen.“ Besonders gefährlich wird es dann, wenn ein Mensch sich in der Vergangenheit schon damit befasst hat, welche Methode für einen Suizid infrage kommt, oder wenn jemand schon früher einen Suizidversuch unternommen hat.

Ich kann mir vorstellen, dass folgende Strategien helfen könnten, um eine suizidale Krise zu bewältigen:

Fazit

Es ist extrem wichtig zu verstehen, dass es zum Suizid kommen kann, wenn unser Gehirn in der Steuerung emotionaler Impulse überfordert ist und der akute Stresszustand unser überlegtes Handeln lähmt. Suizid ist also eine Handlung in einem neurobiologischen Ausnahmezustand. **Zustände von seelischem Schmerz in außerordentlichen Lebenssituationen können lebensgefährlich sein. Solche Krisen sind ein klarer Grund für eine Notfallkonsultation bei einer medizinischen/psychologischen Fachperson, sei es beim Hausarzt, auf der Notfallstation des nächsten Krankenhauses, beim psychiatrischen Notfalldienst u. a.** Es kann nicht sein, dass wir wegen eines Wespenstichs den Arzt aufsuchen, in einer psychischen Krise aber nichts unternehmen! Wenn wir Menschen, die einen Suizidversuch überlebt haben, fragen, was sie im Falle einer erneuten suizidalen Krise machen würden, sagen die meisten, sie würden sich beim nächsten Mal an eine der oben erwähnten Stellen wenden – sie hätten vorher nicht gewusst, dass es für solche Situationen Hilfe gibt.

Fachpersonen/Fachstellen, an die ich mich in einer Krise in Zukunft wenden kann:
1)
2)
3)

Bitte beantworten Sie die Fragen, und bringen Sie die Blätter in die nächste Sitzung mit.

Vielen Dank!

Anhang 5: Hilfreiche Fragen zur ASSIP-Kurztherapie

Hilfreiche Fragen im narrativen Interview

Der Therapeut sollte zunächst immer in Betracht ziehen, mit dem Nachfragen/Vertiefen zu warten und den Patienten spontan mit der Erzählung fortfahren zu lassen.

Biografischer Hintergrund, der in Zusammenhang steht mit der suizidalen Krise
Es ist hilfreich, Schlüsselwörter wie „Geschichte", „erzählen", „beschreiben" zu verwenden:

- *Bitte erzählen Sie mir Ihre Geschichte in Ihren eigenen Worten. Wie kam es zu diesem Suizidversuch?*
- *Was ist die Geschichte hinter Ihrem Suizidversuch?*
- *Jeder Suizidversuch hat eine Geschichte. Was ist Ihre?*
- *Können Sie mir mehr darüber erzählen?* (Das ist immer richtig!)
- *Ich verstehe noch nicht ganz ...*
- *Können Sie mir helfen, das noch besser zu verstehen?*
- *Können Sie mir das beschreiben?*

Schließt der Patient mit seiner Geschichte ab, kann der Therapeut (wenn nötig) offene Fragen zur Vertiefung der Hintergründe, zu früheren suizidalen Krisen oder dem suizidalen Prozess stellen. Hilfreiche Fragen zu den Hintergründen können beispielsweise die folgenden sein:

- *Ich weiß nichts über Ihre Geschichte. Können Sie mir mehr darüber erzählen, wie der Suizid zu einer Option in Ihrem Leben wurde?*
- *Woher kommt es, dass der Suizid zu einer Option in Ihrem Leben wurde?*
- *Gab es frühere suizidale Krisen?* Oder: *War es das erste Mal in Ihrem Leben, dass der Suizid oder der Wunsch zu sterben zur Option wurde?* Achtung: Das ist eine geschlossene Frage (die Antwort ist Ja/Nein). Danach immer offen weiter vertiefen: *Können Sie mir mehr darüber erzählen?*, *Was ist die Geschichte dieser ersten suizidalen Krise?*
- *Können Sie mir mehr darüber erzählen, wie sich die Suizidgedanken/der Gedanke an den Tod/der Wunsch zu sterben/dem Leben ein Ende zu setzen (Suizidgedanken) entwickelt haben?*
- *Können Sie mir helfen, das noch besser zu verstehen, und mir mehr über die Hintergründe erzählen?*

Suizidaler Prozess/Trigger:
Bei der Vertiefung des suizidalen Prozesses, der im suizidalen Verhalten mündet, geht es darum, die Grundlage für die Arbeit an Warnzeichen und für präventive Strategien im Video-Playback zu schaffen. Auch hier gilt es, nur mit offenen Fragen zu vertiefen. Je genauer der suizidale Prozess beschrieben ist, desto spezifischer können diese sein. Bei multiplen Suizidversuchen soll der Therapeut den ersten Suizidversuch vertiefen, um die Muster und den biografischen Hintergrund aufzudecken. Der letzte Suizidversuch wird erforscht, um mehr über die Geschwindigkeit der ablaufenden Muster zu erfahren. Auch hier sollte dies mittels offener Fragen geschehen. In einigen

Fällen gibt es einen „schlimmsten" Suizidversuch. Dieser kann hinzugefügt werden, um mehr über die zugrunde liegenden Muster zu erfahren.

- *Können Sie mir mehr über den Suizidversuch, die suizidale Handlung erzählen, von dem Moment an, als Sie sich entschieden haben, sich das Leben zu nehmen, bis zum eigentlichen Suizidversuch?*

Wie in Zeitlupe:

- *Was haben Sie gefühlt, was waren Ihre Gedanken, Ihr Verhalten, vielleicht Ihre Körperempfindung? Ich möchte es so verstehen, als ob ich durch Ihre Augen schauen würde.*
- *Nehmen Sie mich mit in Ihre Geschichte, damit ich sie so verstehe, als ob ich dabei gewesen wäre.*
- *Ich möchte mir genauer ansehen, wie sich die Dinge vom psychischen Schmerz/den Suizidgedanken bis zur tatsächlichen Einnahme der Pillen etc. entwickelt haben.*
- *Können Sie das noch genauer beschreiben?*
- *Können Sie versuchen, mich noch etwas langsamer durch Ihre Geschichte zu führen/mich mitzunehmen?*
- *Wenn man über Ihre Geschichte einen Film drehen wollte, was müsste ich wissen/sehen, damit ich Sie spielen könnte?*

Um den narrativen Prozess am Laufen zu halten:

- *Können Sie mir mehr darüber erzählen?*
- *Wie ging es dann weiter?*

Der Therapeut sollte nie fragen:
Die Patienten haben oft keine Erklärung und antworten mit „Ich weiss nicht". In ASSIP gehen wir nicht von einem Ursache-Wirkungs-Prinzip aus. Besser: *Können Sie mir beschreiben ...?*
Warum? oder *Können Sie mir erklären ...?*

Schwierige Fälle:

- *Ich verstehe noch nicht ganz ...*
- *Können Sie mir bitte helfen, es besser zu verstehen, und mir mehr über die Hintergründe erzählen?*
- *Sie müssen es mir nicht erklären, versuchen Sie, es mir zu beschreiben.*

Da viele Patienten daran gewöhnt sind, in einem therapeutischen Umfeld mit strukturierten Fragen „interviewt" zu werden, kann es vorkommen, dass sie anfangs ihre Geschichte zögerlich erzählen. In der Regel werden sie bald entspannter und selbstbewusster.

Hilfreiche Fragen im Video-Playback

In der zweiten ASSIP-Sitzung können nun auch gerichtete Fragen gestellt werden. Ziel ist es, eine gemeinsame Sprache mit dem Patienten zu finden:

Hintergründe

- *Habe ich richtig verstanden, dass ...?*
- *Wie steht das im Zusammenhang mit der Suizidalität?*
- *Habe ich richtig verstanden, dass ... eng mit Ihrer Suizidalität verbunden ist?*
- *Welche Puzzleteile gehören zur ganzen Geschichte?*

Längerfristige Maßnahmen und Therapieziele

- *Wir haben nun gesehen, dass es für Sie sehr gefährlich wird, wenn Sie sich als Versager fühlen. Soll ich dieses Thema für die Bearbeitung in einer Langzeittherapie notieren? Wäre das in Ordnung?*

Warnzeichen

- *Was sind Ihre ganz persönlichen Warnsignale, an denen Sie merken, dass es gefährlich für Sie wird?*
- *Was waren die ersten Anzeichen für die jüngste suizidale Krise?*
- *Wenn Sie in Zukunft wieder in eine ähnliche Situation geraten würden, was wären die ersten Anzeichen von Gefahr?*

Krisenplan

- *Was braucht es/Was würde Ihnen helfen, um diese gefährliche Situation zu unterbrechen?*
- *Was hätte Ihnen geholfen?*
- *Was braucht es, damit Sie den suizidalen Prozess unterbrechen können?*
- *Wäre das an diesem Punkt schon zu spät gewesen? Bis wann hätten Sie noch etwas tun können?*
- *Was haben Sie in der Vergangenheit getan, um zu verhindern, dass Sie sich selbst Schaden zufügen?*
- *Versetzen Sie sich wieder in die Situation, in der Sie versuchten, sich das Leben zu nehmen. Was hätten Sie tun können, um zu verhindern, dass Sie die Kontrolle verlieren? Was können Sie selbst tun, um sich von Suizidgedanken abzulenken?*
- *Gibt es etwas, was Sie für sich nutzen können?*
- *An wen wenden Sie sich, wenn die suizidalen Impulse akut werden?*
- *Wie verfügbar sind diese Menschen?*
- *Können Sie diese Menschen nachts erreichen?*
- *Trauen Sie sich zu, Hilfe zu holen?*
- *Können Sie diesen Menschen mitteilen, dass Sie sie in Zukunft vielleicht brauchen?*

Anhang 6: Exkurs: Einschätzung des Suizidrisikos

Während der Kurztherapie ASSIP kann es immer wieder vorkommen, dass Patienten aktuelle Suizidgedanken äußern. ASSIP wurde als Zusatz zu einer stationären oder ambulanten Behandlung entwickelt. Die klinische Einschätzung des aktuellen Suizidrisikos sollte dementsprechend zeitnah dem fallführenden Behandler rückgemeldet werden.

Bei der Arbeit mit Menschen mit suizidalem Erleben und Verhalten hat der Behandler die Aufgabe, das aktuelle und/oder das längerfristige Suizidrisiko einzuschätzen und gegebenenfalls Maßnahmen zum Schutze des Patienten zu ergreifen. Die klinische Beurteilung und daraus resultierende Maßnahmen müssen angemessen begründet und dokumentiert sein. Immer wieder wird der Wunsch nach einer Skala geäußert, die anhand eines Summenwertes eine quantitative Einschätzung der akuten Suizidalität erlaubt. Bis heute gibt es jedoch keine Skala, die mittels eines Cut-off-Wertes das aktuelle Suizidrisiko valide abzubilden vermag (Chan et al., 2016; Mulder et al., 2016). Solche Skalen erlauben im Allgemeinen nur Aussagen über das langfristige Suizidrisiko und können in der klinischen Tätigkeit eine falsche Sicherheit suggerieren. Die Einschätzung der aktuellen Suizidgefahr erfordert eine individuelle Exploration und Beurteilung, idealerweise in einem gemeinsamen Prozess zwischen Patient und Behandler (Large et al., 2016). In der Arbeit mit suizidalen Patienten sollte der Fokus auf dem individuellen Patienten, seiner Geschichte, seinen Problemen und seinen Lebensumständen liegen.

Suizidale Patienten sprechen nur ungern über ihre Suizidgedanken. Im Gespräch muss berücksichtigt werden, dass Patienten sich oft schämen und meistens ein niedriges Selbstwertgefühl haben. Untersuchungen zeigen, dass Patienten, die einen Suizidversuch unternommen haben, sich eine Ansprechperson gewünscht hätten, die wertfrei und zugewandt zuhört (Michel et al., 2004). Das Gespräch über suizidales Erleben und Verhalten mit einem gefährdeten Menschen löst keine Suizidhandlung aus, sondern eröffnet vielmehr neue lebensorientierte Perspektiven. Dementsprechend ist gerade bei der Exploration des suizidalen Erlebens und Verhaltens (auch im Notfallsetting, unter Zeitdruck) das therapeutische Bemühen um eine Vertrauensbasis elementar. Nur wenn der Patient erlebt, dass er ernst genommen wird und dass sich der Untersuchende bemüht, die suizidale Krise zu verstehen, wird eine Vertrauensbasis entstehen, die eine realistische Einschätzung des aktuellen Suizidrisikos erlaubt.

David Jobes (2006, 2011, 2021) hat ein Schema für ein semistrukturiertes Interview (Suicide Status Form, SSF-IV, siehe Anhang 10) entwickelt, das sich in unserer Erfahrung sehr gut als zusätzliches Instrument zur Einschätzung der akuten Suizidalität im Sinne eines patientenorientierten, gemeinsamen Zugangs *(collaborative approach)* eignet. Es kann beispielsweise im Anschluss an das narrative Interview am Ende der ersten Sitzung erfolgen. Beim Ausfüllen des Bogens sitzen Therapeut und Patient Seite an Seite, während der Therapeut die einzelnen Fragen kurz erläutert (s. Abb. 2-1, S. 41). Der Patient füllt den Bogen jedoch selbst aus. In der klinischen Praxis hat es sich als hilfreich erwiesen, die Fragen 1 bis 5 zweimal zu beantworten: einmal für den suizidalen Zustand, *zum Zeitpunkt des Suizidversuchs*, ein zweites Mal für den *aktuellen Zustand* (im Hier und

Jetzt). Der SSF-IV ist nach dem narrativen Interview, das meist emotional und aktivierend ist, ein nützliches Instrument, um die Sitzung abzuschließen. Gerade die letzte Frage („Das, was mir am meisten helfen würde, nicht mehr an Suizid zu denken, wäre ...") eignet sich, um präventive Strategien zu aktivieren.

Studien zu Suizidrisikofaktoren haben eine große Zahl persönlicher und klinischer Risikofaktoren identifiziert (Franklin et al., 2017). Obwohl sie für die Bewertung des langfristigen Suizidrisikos relevant sind, sind sie in der Regel für die Beurteilung der akuten Suizidalität von geringem Wert. Bei der Einschätzung des längerfristigen Suizidrisikos werden unter anderem vorliegende Risiko- und protektive Faktoren gegeneinander gewichtet (Teismann & Dorrmann, 2013). Risikofaktoren zur Vorhersage suizidalen Verhaltens sind beispielsweise vorangegangene stationär-psychiatrische Behandlungen, frühere Suizidversuche, Suizidgedanken, niedriger sozioökonomischer Status und belastende Lebensereignisse (Franklin et al., 2017).

Wird das aktuelle Suizidrisiko abgeklärt, so findet neben der Erhebung eines psychiatrischen Befundes eine Beurteilung von relevanten suizidspezifischen Risikofaktoren und protektiven Faktoren (lebensorientierte Ziele) statt. Zur Erinnerung: Im Umgang mit suizidalen Patienten sollte die aktive Exploration der psychopathologischen Symptome zeitlich nach dem narrativen Interview folgen. Anschließend findet die Beurteilung des klinischen Befundes statt (z.B. emotionaler Rapport, [In]Kongruenz in der Erzählung, psychopathologischer Befund, kritische Lebensereignisse, somatische Probleme, diagnostische Faktoren etc.). In der Folge können suizidspezifische Faktoren direkt angesprochen werden. Dazu gehören: Todeswunsch (passiv, aktiv), Suizidgedanken (z.B. Häufigkeit, Dauer, Intensität, Auslöser), Suizidpläne, Suizidmethode (Letalität, Verfügbarkeit etc.), Vorbereitungshandlungen, Entschlossenheit, Suizidmotive (Teismann & Dorrmann, 2014).

Bei der Einschätzung und Beurteilung der Suizidgefährdung handelt es sich immer um eine Momentaufnahme. Der Grad der Gefährdung muss im weiteren Verlauf zwingend regelmäßig neu evaluiert werden. Nach Abschluss der Exploration kann der Schweregrad der aktuellen suizidalen Krise innerhalb eines Kontinuums als „leicht", „moderat", „hoch" und „extrem hoch" klassifiziert werden (Rudd et al., 2001).

Trotz intensiver Forschung zeigt sich, dass eine valide Vorhersage suizidalen Verhaltens abschließend nicht möglich ist (Teismann et al., 2019). Die Autoren diskutieren, dass weder eine Kategorisierung anhand von Risikofaktoren noch die Einteilung in Risikogruppen oder die Orientierung an theoretischen Modellen suizidales Verhalten bisher hinreichend vorherzusagen vermochte. Stattdessen wird empfohlen, dass der Kliniker seinen Fokus statt auf Risikoabschätzung und Kategorisierung vermehrt auf Krisenintervention und Therapieplanung (Was braucht der Patient?) legt (Teismann et al., 2019). Hierbei sollte immer ein kollaborativer Ansatz gewählt werden, innerhalb dessen der Patient als Experte wahrgenommen wird.

Anhang 7: ASSIP-Fallkonzeption für suizidales Verhalten

Briefkopf

ASSIP – Kurztherapie nach Suizidversuch
(Attempted Suicide Short Intervention Program)

Vorname/Name, Termine:

Liebe/-r Frau/Herr
Hier wie besprochen mein Versuch, das Wesentliche aus unseren Gesprächen über die Hintergründe und Abläufe Ihrer suizidalen Krise zusammenzufassen. Der folgende Text ist in der Ich-Form geschrieben, weil es Ihre Geschichte ist.

Hintergründe
Alles begann mit ....

....

....

....

....

....

(zwei bis drei Sätze aus Sicht des Therapeuten: Zusammenfassung wichtiger Lebensziele/Bedürfnisse, die bei Bedrohung auch in Zukunft zu einer suizidalen Krise führen). In unseren gemeinsamen Gesprächen haben wir festgestellt, dass..

....

....

Um zu verhindern, dass Sie wieder in die gleiche gefährliche Situation geraten, ist es wichtig, Vorsichtsmaßnahmen zu treffen.

Was können Sie tun, damit es nicht wieder so weit kommt?

Längerfristige Maßnahmen/Therapieziele

- ...
- ...
- ...

Warnzeichen

Früh:

- ...
- ...
- ...

Akut:
Gefühle: ...
Gedanken: ...
Verhalten: ...
Körper: ...

Strategien im Falle von Suizidgefahr

Längerfristig:

1. ... (Was kann ich selbst tun?)*
2. ... (Soziale Situationen und Menschen, die mich ablenken?)*
3. ... (Wie mache ich mein Umfeld sicher?)*

etc.

Akut:

4. Freund/-in, Familie/Nachbar (Nummer), etc.
5. Professionelle Helfer: Spitex, Hausarzt/Bezugsperson (Nummer), etc.
6. Ambulante/-r Therapeut/-in (Nummer)
7. ASSIP-Therapeut/-in (Nummer)
8. Dienstarzt Psychiatrie und Krisennotfallteam (Nummer)
9. Oder direkt auf den Notfall eines Spitals, z. B. ...

Das ASSIP-Team darf Personen unter „akut“ anrufen, wenn ich länger nicht erreichbar bin.

Einverstanden, Datum

Patient Behandler

Anhang 8: Patientenbeispiel Herr M.

Briefkopf
Kurztherapie nach Suizidversuch (ASSIP)
Herr M. Muster, Termine 3.1., 10.1. und 17.1.2021

Lieber Herr Muster
Hier wie besprochen mein Versuch, das Wesentliche aus unseren Gesprächen über die Hintergründe und Abläufe Ihrer suizidalen Krise kurz zusammenzufassen. Der folgende Text ist in der Ich-Form geschrieben, weil es Ihre Geschichte ist.

Hintergründe
Meine Geschichte beginnt bereits in der frühen Kindheit. Als ich ein kleiner Junge war, wurde ich von meinem Vater geschlagen. Er hatte keine Arbeit und trank viel. Ich lernte sehr früh vorsichtig zu sein und meine eigenen Gefühle für mich zu behalten. Das Gefühl der Ohnmacht war sehr stark in mir, denn egal, was ich tat, egal, wie ich versuchte, mich zu wehren, es hatte keinen Sinn, ich konnte mich nicht schützen, war allein und hilflos. Der Wunsch, dem allem entfliehen zu können, entstand früh in mir. Ich wollte, dass es aufhört, wenn ich gar keinen Ausweg mehr sah. Die Schule alarmierte das Jugendamt, ich kam ins Heim. Ich merkte schnell, dass ich weiterhin allein war und für mich selbst schauen musste. Ich konnte mich auf niemanden verlassen, fühlte mich im Stich gelassen. Ich lernte Verantwortung zu übernehmen und nahm mein Leben selbst in die Hand.

Jahrelang habe ich versucht, mir ein eigenes Leben aufzubauen, habe versucht, nicht mehr daran zu denken, nicht darüber zu reden und stark zu sein. Doch immer wieder litt ich unter Albträumen, hatte Angst vor zu nahen Beziehungen und fühlte mich als Versager. Ich behielt diese Gefühle für mich und holte mir auch keine Hilfe. Vor circa einem Jahr trat ich eine Stelle in einer neuen Firma an, die mir gefiel. Zu Beginn hatte ich das Gefühl, nun endlich den richtigen Ort gefunden zu haben. Doch dann begannen die Umstrukturierungen, ich bekam einen neuen Vorgesetzten. Dieser machte mir jeden Tag mehr Druck, kritisierte mich ständig, wollte, dass ich ohne Bezahlung Überstunden mache. Egal, was ich tat, es war nie gut genug. Ich fühlte mich blockiert, als Versager, konnte nicht mehr richtig schlafen, zog mich von meinen Leuten zurück.

Als mir dann mein Onkel sagte, dass ich bis Ende des Jahres das Darlehen für meine Ausbildung zurückzahlen muss, wurde mir alles zu viel. Wie hätte ich dem einzigen Menschen, der immer für mich da war, sagen können, dass ich dazu nicht fähig sein würde? Ich sah keinen anderen Ausweg, als mir das Leben zu nehmen. Als ich die Munition öffnete, wusste ich, dass es keinen Weg mehr zurückgibt. Die geladene Waffe hatte ich bereits in der Hand, den Finger auf dem Abzug. Ich war erschöpft, verzweifelt, musste weinen. Das Telefon klingelte, mein Onkel merkte, dass etwas nicht stimmte, und kam zu mir, er brachte mich auf die Notfallstation, wo ich Hilfe bekam.

In unseren gemeinsamen Gesprächen haben wir sehr eindrücklich gesehen, dass es für Sie sehr wichtig ist, Ihr Leben selbst in der Hand zu haben. Geraten Sie von verschiedenen Seiten unter Druck, kommen sehr alte, schmerzhafte Gefühle in Ihnen hoch. Dabei ist es Ihnen wichtig, nahestehende Menschen nicht zu enttäuschen und die Kontrolle über ihr Leben nicht zu verlieren. Ansonsten können Gefühle der Ohnmacht und Hilflosigkeit aktiviert werden. Um zu verhindern, dass Sie wieder in die gleiche gefährliche Situation geraten, ist es wichtig, Vorsichtsmaßnahmen zu ergreifen.

Was können Sie tun, damit es nicht wieder so weit kommt?

Längerfristige Maßnahmen und Therapieziele

1. Aufarbeiten meiner traumatischen Kindheitserfahrungen („Ich bin sicher, ich kann etwas bewirken")
2. Lernen, eigene Grenzen wahrzunehmen und einzuhalten: Selbstakzeptanz („Ich bin gut so, wie ich bin, und muss nicht über meine Grenzen gehen")
3. Lernen, Beziehungen zu vertrauen und mir Hilfe zu holen, wenn es zu viel für mich wird
4. Probleme Schritt für Schritt angehen; wieder lernen, mit Belastungen umzugehen

Warnzeichen

Früh:

1. Negative Abwärtsspirale: Gedankenkreisen – intensive Gefühle der Überforderung, Hilflosigkeit, aber auch Angst und Wut – Denken ist blockiert – Erschöpfung und Kraftlosigkeit – Schlafstörungen – Versagensängste („Ich bin falsch, bin schuld") – Wunsch, nicht mehr kämpfen zu müssen
2. Sozialer Rückzug; schließe mich zu Hause ein
3. Nehme wichtige Termine nicht mehr wahr, öffne die Post nicht mehr

Akut:

4. Gefühle: Schmerz, Ohnmacht, Hilflosigkeit
5. Gedanken: „Es macht eh keinen Sinn, du kannst nichts dagegen tun, ich will, dass es aufhört"
6. Verhalten: Ich wende mich von allem ab, ziehe mich zurück
7. Körper: Erschöpfung, Weinen

Strategien im Falle von Suizidgefahr

Zuerst:

1. Sport treiben (Joggen an der Aare tut mir gut)
2. Ein gutes Buch lesen (Thriller), Serien schauen
3. Druck abbauen, z. B. ein Spiel am PC spielen
4. Mit Kollegen Badminton spielen gehen, Fußball schauen
5. Schlüssel für Waffenschrank abgeben

Akut:

6. Telefonieren, vorbeigehen
   6.1. Max (Tel.-Nr.)
   6.2. Mein Onkel (Tel.-Nr.)
   6.3. Sorgentelefon, 143
   6.4. Therapeut, Herr Dr. Elsberger (Tel.-Nr.)
   6.5. ASSIP-Therapeutin, Dr. phil. A. Gysin-Maillart (Tel.-Nr.)
   6.6. Notfallarzt oder Krisennotfallteam (Tel.-Nr.)
   6.7. Direkt zur Notfallstation des Krankenhauses gehen, z. B. Inselspital

Das ASSIP-Team darf Personen unter Punkt 6 anrufen, wenn ich nicht erreichbar bin.

Einverstanden, Datum:

M. Muster	A. Gysin-Maillart
....	....
Unterschrift	Unterschrift

Anhang 9-1: Standardisierte Briefe, Brief 1 (nach drei Monaten)

Briefkopf

<<Anrede>>
<<Vorname>> <<Name>>
<<Adresse>>
<<PLZ Ort>>

Ort, Datum

<<Lieber Herr ...>> <<Liebe Frau ...>>

Drei Monate sind nun seit dem letzten Termin bei mir vergangen. Ich hoffe, dass es Ihnen gut geht.

Denken Sie daran, dass Sie bei ersten Anzeichen von Warnsignalen, wie Sie etwa auf Ihrem Leporello festgehalten sind, Sicherheitsvorkehrungen treffen. Wenn die eigenen Maßnahmen nicht helfen, sollten Sie unbedingt jemanden kontaktieren (s. Leporello). Sie können sich auch jederzeit bei uns (Ort/Tel; wenn nötig eine Nachricht hinterlassen) melden oder sich mit unserem Notfallteam verbinden lassen, selbstverständlich auch außerhalb der Bürozeiten.

Da wir glauben, dass das Wissen um eine Anlaufstelle lebensrettend sein kann, werden Sie für eine gewisse Dauer auch zukünftig von Zeit zu Zeit ein Zeichen von uns erhalten. Sie dürfen es auch in schwierigen Situationen nicht mehr so weit kommen lassen, dass Sie nur noch den einen Ausweg sehen. Das Leben ist zu wertvoll.

Es würde mich freuen, von Ihnen zu hören. Falls Sie mir einige Zeilen schreiben wollen, können Sie das gerne tun.

Sie erhalten in ca. drei Monaten wiederum einen Brief von mir. Falls Sie diese Briefe nicht mehr erhalten möchten, können Sie mir dies telefonisch oder via E-Mail mitteilen.

Alles Gute und freundliche Grüße

<<Name des Therapeuten/der Therapeutin>>
E-Mail: <<E-Mail-Adresse>>

Anhang 9-2: Standardisierte Briefe, Brief 2 (nach sechs Monaten)

Briefkopf

<<Anrede>>
<<Vorname>> <<Name>>
<<Adresse>>
<<PLZ Ort>>

Ort, Datum

<<Lieber Herr ...>> <<Liebe Frau ...>>

Es ist nun sechs Monate her seit dem letzten Termin bei mir. Ich hoffe, dass es Ihnen so weit gut geht. Sie erhalten von mir einige Male im Jahr ein paar Zeilen, weil wir wissen, dass auch längere Zeit nach einer Krise die Gefahr nie vollständig gebannt ist.

Denken Sie daran, dass man auch in einer Situation, die momentan unerträglicher scheint, einen Augenblick innehalten kann, um ganz wertfrei („Es ist weder gut noch schlecht, es ist jetzt einfach so") zu spüren und zu überlegen, was da in einem abläuft. Schmerz, seelischer Schmerz, dauert nicht ewig, sondern geht irgendwann vorbei. Nur nicht den Kopf verlieren. Oft hilft uns ein Gespräch mit einer anderen Person, die Perspektive wieder zurechtzurücken.

Vergessen Sie nicht, dass Sie jederzeit bei uns (Ort, Nummer) anrufen können; falls ich nicht erreichbar bin, lassen Sie sich mit unserem Notfallteam verbinden (Tel.), selbstverständlich auch außerhalb der Bürozeiten und an den Wochenenden.

Es würde mich freuen, von Ihnen zu hören. Falls Sie mir einige Zeilen schreiben wollen, können Sie das gerne tun, Sie müssen es aber nicht.

Sie erhalten in ca. drei Monaten wiederum einen Brief von mir. Falls Sie diese Briefe nicht mehr erhalten möchten, können Sie mir dies telefonisch oder via E-Mail mitteilen.

Alles Gute und freundliche Grüße

<<Name des Therapeuten/der Therapeutin>>
E-Mail: <<E-Mail-Adresse>>

Anhang 9-3: Standardisierte Briefe, Brief 3 (nach neun Monaten)

Briefkopf

<<Anrede>>
<<Vorname>> <<Name>>
<<Adresse>>
<<PLZ Ort>>

Ort, Datum

<<Lieber Herr ...>> <<Liebe Frau ...>>

Es sind nun neun Monate her, dass Sie den letzten Termin bei mir hatten, und ich hoffe, dass es Ihnen gut geht. Sie erhalten von uns einige Male im Jahr ein paar Zeilen, weil wir wissen, dass auch längere Zeit nach einer Krise die Gefahr nie vollständig gebannt ist.

Die Erfahrung zeigt: Auch wenn es über lange Zeit gut geht, kann immer etwas geschehen, was die Suizidgedanken plötzlich wieder hervorholt. Wenn jemand schon einmal nahe daran gewesen ist, einen Suizidversuch zu machen, oder ihn tatsächlich unternommen hat, kann es sehr rasch wieder gefährlich werden. Der Plan kann über viele Jahre hinweg als Möglichkeit im Kopf gespeichert bleiben.

Dies bedeutet, dass es wichtig ist, die Warnzeichen früh zu erkennen und lieber einmal zu viel als zu wenig etwas dagegen zu unternehmen. Rückzug ist meist eine schlechte Lösung. Deshalb möchte ich Sie mit diesem Schreiben daran erinnern, dass Sie jederzeit bei uns (Ort, Nummer) anrufen können. Falls ich nicht erreichbar bin, lassen Sie sich mit meiner Vertretung oder im Notfall mit unserem Notfallteam verbinden (Tel.), selbstverständlich auch außerhalb der Bürozeiten. Oft eröffnet schon ein Gespräch neue, lebensorientierte Perspektiven.

Es würde mich freuen, von Ihnen zu hören. Falls Sie mir einige Zeilen schreiben wollen, freue ich mich über eine Rückmeldung von Ihnen. Sie erhalten in ca. drei Monaten wiederum einen Brief von mir. Falls Sie diese Briefe nicht mehr bekommen möchten, können Sie mir dies telefonisch oder via E-Mail mitteilen.

Alles Gute und freundliche Grüße

<<Name des Therapeuten/der Therapeutin>>
E-Mail: <<E-Mail-Adresse>>

Anhang 9-4: Standardisierte Briefe, Brief 4 (nach zwölf Monaten)

Briefkopf

<<Anrede>>
<<Vorname>> <<Name>>
<<Adresse>>
<<PLZ Ort>>

Ort, Datum

<<Lieber Herr ...>> <<Liebe Frau ...>>

Es sind wiederum drei Monate seit dem letzten Brief vergangen. Ich hoffe, dass es Ihnen gut geht. Sie verstehen sicher, weshalb wir Menschen, die nach einer Krise zu uns kommen, über eine gewisse Zeit hinweg Briefe schreiben: weil wir wissen, dass in den folgenden Jahren das Risiko von suizidalen Krisen weiterhin besteht, und weil wir Sie daran erinnern wollen, was im Falle einer erneuten Krise zu tun ist. Wir glauben, dass Suizid oder Suizidversuche nicht sein müssen.

Denken Sie daran, dass seelischer Schmerz, auch wenn er noch so schlimm ist, in jedem Fall wieder abklingt. Bitte verlieren Sie nicht den Kopf, wenn es wieder einmal kritisch werden sollte, sondern

- suchen Sie das Gespräch mit einer anderen Person – oft hilft es sogar, wenn man über etwas Banales spricht
- rufen Sie die Telefonseelsorge an (<<Tel.-Nr.>>)
- rufen Sie uns an; falls ich persönlich nicht erreichbar bin, lassen Sie sich mit unserem Notfallteam oder unserem Notfallarzt verbinden (<<Tel.-Nr.>>), selbstverständlich auch außerhalb der Bürozeiten
- versuchen Sie Ihren Hausarzt oder Therapeuten zu erreichen
- gehen Sie direkt auf die Notfallstation des nächsten Krankenhauses, z. B. <<Name und Tel.-Nr. einer Klinik>>.

Es würde mich freuen, von Ihnen zu hören. Falls Sie mir einige Zeilen schreiben wollen, können Sie dies gerne tun. Ich erwarte es jedoch nicht. Sie erhalten in ca. sechs Monaten wiederum einen Brief von mir. Wenn Sie diese Briefe nicht mehr erhalten möchten, können Sie mir dies telefonisch oder via E-Mail mitteilen.

Alles Gute und freundliche Grüße

<<Name des Therapeuten/der Therapeutin>>; E-Mail: <<E-Mail-Adresse>>

Anhang 9-5: Standardisierte Briefe, Brief 5 (nach 18 Monaten)

Briefkopf

<<Anrede>>
<<Vorname>> <<Name>>
<<Adresse>>
<<PLZ Ort>>

Ort, Datum

<<Lieber Herr ...>> <<Liebe Frau ...>>

Seit dem letzten Brief sind nun sechs Monate vergangen. Ich hoffe, dass es Ihnen gut geht. Sie bekommen hier den zweitletzten Brief von mir.

Ich möchte Sie auch dieses Mal wieder daran erinnern, dass es langfristig ein Notfallszenario für den Fall einer erneuten Krise braucht – auch wenn ich natürlich hoffe, dass eine solche nie wieder eintreten wird. Es wäre daher gut, wenn Sie die Liste solcher Notfallmaßnahmen an einem Ort aufbewahren, an dem Sie diese möglichst auch wiederfinden. Tragen Sie Ihren Leporello noch bei sich? Und vergessen Sie bitte nicht, dass, wenn es Ihnen einmal nicht gut gehen sollte, Sie nicht allzu lange warten sollten, bis Sie sich melden – sei es beim Hausarzt, Psychiater/Ihrem Therapeuten oder bei uns (Ort). Falls ich persönlich nicht erreichbar bin, lassen Sie sich mit unserem Notfallteam verbinden (<<Tel. Nr.>>), selbstverständlich auch außerhalb der Bürozeiten.

Ich wünsche Ihnen weiterhin alles Gute. Eine kurze Rückmeldung von Ihnen, wie es Ihnen ergangen ist, würde mich freuen.

Mit freundlichen Grüßen
<<Name des Therapeuten/der Therapeutin>>

E-Mail: <<E-Mail-Adresse>>

Anhang 9-6: Standardisierte Briefe, Brief 6 (nach 24 Monaten)

Briefkopf

<<Anrede>>
<<Vorname>> <<Name>>
<<Adresse>>
<<PLZ Ort>>

Ort, Datum

<<Lieber Herr ...>> <<Liebe Frau ...>>

Dies ist mein letzter Brief an Sie. Mit meinen Schreiben wollte ich erreichen, dass Sie nicht vergessen, was Sie in einer Krise tun können, damit diese nicht lebensgefährlich wird.

Ich hoffe natürlich, dass alles gut geht und dass keine kritischen Momente mehr aufgetreten sind oder noch auftreten werden. Es würde mich freuen, von Ihnen eine kleine – schriftliche oder mündliche – Rückmeldung zu bekommen, wie es Ihnen in den nun bald zwei Jahren ergangen ist.

Wie immer möchte ich Sie daran erinnern, dass Sie auch weiterhin bei uns in der ASSIP-Sprechstunde anrufen können. Falls ich persönlich nicht erreichbar bin, lassen Sie sich mit unserem Notfallteam oder unserem Notfallarzt verbinden (<<Tel.-Nr.>>), selbstverständlich auch außerhalb der Bürozeiten.

In dringenden Fällen können Sie sich auch jederzeit direkt auf die Notfallstation eines Krankenhauses (z. B. <<Name und Tel.-Nr. einer Klinik>>) begeben.

Falls ich nichts mehr von Ihnen hören sollte, wünsche ich Ihnen auch weiterhin alles Gute.

Herzliche Grüße

<<Name des Therapeuten/der Therapeutin>>
E-Mail: <<E-Mail-Adresse>>

Anhang 10: Suicide Status Form, SSF-V

Initialen: .... Untersucher*in: .... Datum: ....

Abschnitt A (Patient*in)

Geben Sie bitte bei jeder Frage an, wie Sie sich jetzt gerade fühlen. (Bitte zutreffende Zahl einkreisen.) Ordnen Sie anschließend in der linken Spalte die Fragen nach ihrer Wichtigkeit. Dabei steht 1 für die wichtigste und 5 für die unwichtigste Frage.

Wichtigkeit	
	1. Beurteilen Sie den **psychischen Schmerz** (Gefühle von Verletzung, Leid oder Elend, *nicht* Anspannung, Stress oder körperlicher Schmerz): niedriger psychischer Schmerz 1 2 3 4 5 hoher psychischer Schmerz Ich finde psychisch am schmerzhaftesten: ....
	2. Beurteilen Sie das Ausmaß Ihres aktuellen **Stresses** (allgemeines Gefühl, unter Druck zu stehen, von etwas überfordert zu sein): niedriger Stress 1 2 3 4 5 hoher Stress Für mich ist am meisten mit Stress verbunden: ....
	3. Beurteilen Sie Ihre **innere Unruhe** (emotionale Dringlichkeit, das Gefühl, Sie müssten irgendetwas tun; *nicht* Verärgerung oder Gereiztheit): niedrige innere Unruhe 1 2 3 4 5 hohe innere Unruhe Ich habe am ehesten das Bedürfnis, etwas zu tun, wenn: ....
	4. Beurteilen Sie Ihre **Hoffnungslosigkeit** (die Erwartung, dass sich die Dinge nicht bessern, ganz egal, was Sie tun): wenig Hoffnungslosigkeit 1 2 3 4 5 viel Hoffnungslosigkeit Ich bin am hoffnungslosesten in Bezug auf: ....
	5. Beurteilen Sie Ihren **Selbsthass** (das allgemeine Gefühl, sich selbst nicht zu mögen, kein Selbstwertgefühl zu haben, sich selbst nicht zu respektieren): wenig Selbsthass 1 2 3 4 5 viel Selbsthass Was ich an mir am meisten hasse, ist: ....

6. Beurteilen Sie Ihr **Suizidrisiko** insgesamt:
extrem niedrig (werde mich nicht umbringen) 1 2 3 4 5 extrem hoch (werde mich umbringen)

1. Inwiefern sind Ihre Suizidgedanken abhängig von Gefühlen und Gedanken über sich selbst?

überhaupt nicht 1 2 3 4 5 völlig

2. Inwiefern sind Ihre Suizidgedanken abhängig von Gefühlen oder Gedanken anderen gegenüber?

überhaupt nicht 1 2 3 4 5 völlig

Bitte nennen Sie Ihre Gründe, warum Sie leben wollen und warum Sie sterben wollen.
Bitte ordnen Sie dann die einzelnen Gründe nach ihrer Wichtigkeit von 1 bis 5.

Wichtigkeit	Gründe, die für das Leben sprechen	Wichtigkeit	Gründe, die für den Tod sprechen

Mein **Wunsch zu leben** ist ...

überhaupt nicht vorhanden 1 2 3 4 5 sehr stark vorhanden

Mein **Wunsch zu sterben** ist ...

überhaupt nicht vorhanden 1 2 3 4 5 sehr stark vorhanden

Was mir am meisten helfen würde, nicht mehr suizidal zu sein, wäre: ....

....

....

Literatur

Ainsworth, M.D. S. (1989). Attachment beyond infancy. *American Psychologist, 44*, 709–716. https://doi.org/10.1037/0003-066X.44.4.709

Aleman, A. & Denys, D. (2014). Mental health: A road map for suicide research and prevention. *Nature, 509*(7501), 421–423.

Allen, J. (2011). Mentalizing Suicidal States. In K. Michel & D.A. Jobes (Eds.), *Building a Therapeutic Alliance with the Suicidal Patient* (pp. 83). Washington DC: American Psychological Association APA Books.

Angst, J., Angst, F., Gerber-Werder, R. & Gamma, A. (2005). Suicide in 406 mood-disorder patients with and without long-term medication: A 40 to 44 years' follow-up. *Archive of Suicide Research, 9*(3), 279–300. https://doi.org/10.1080/13811110590929488

Arango, V., Underwood, M.D., Gubbi, A.V. & Mann, J.J. (1995). Localized alterations in pre- and postsynaptic serotonin binding sites in the ventrolateral prefrontal cortex of suicide victims. *Brain Research, 688*(1–2), 121–133. https://doi.org/10.1016/0006-8993(95)00523-S

Baldessarini, R.J., Tondo, L. & Hennen, J. (2001). Treating the suicidal patient with bipolar disorder. Reducing suicide risk with lithium. *Annals of the New York Academy of Sciences, 932*, 24–38. https://doi.org/10.1111/j.1749-6632.2001.tb05796.x

Bandura, A. (1976). *Lernen am Modell. Ansätze zu einer sozial-kognitiven Lerntheorie*. Klett: Stuttgart.

Bandura, A. & Walters, R.H. (1963). *Social Learning and personality development*. New York: Holt Rinehart and Winston.

Bateman, A. & Fonagy, P. (2001). Treatment of borderline personality disorder with psychoanalytically oriented partial hospitalization: An 18-month follow-up. *American Journal of Psychiatry, 158*(1), 36–42. https://doi.org/10.1176/appi.ajp.158.1.36

Bateman, A.W. & Fonagy, P. (2004). Mentalization-based treatment of BPD. *Journal of Personality Disorders, 18*(1), 36–51. https://doi.org/10.1521/pedi.18.1.36.32772

Bateman, A.W. & Fonagy, P. (2008). Comorbid antisocial and borderline personality disorders: mentalization-based treatment. *Journal of clinical psychology, 64*, 181–194. https://doi.org/10.1002/jclp.20451

Baumeister, R.F. (1990). Suicide as escape from self. *Psychological Review, 97*(1), 90–113. https://doi.org/10.1037/0033-295X.97.1.90

Beautrais, A.L. (2000). Risk factors for suicide and attempted suicide among young people. *Australian and New Zealand Journal of Psychiatry, 34*, 420–436. https://doi.org/10.1080/j.1440-1614.2000.00691.x

Beautrais, A.L. (2004). Further suicidal behavior among medically serious suicide attempters. *Suicide and Life-Threatening Behavior, 34*(1), 1–11. https://doi.org/10.1521/suli.34.1.1.27772

Beautrais, A.L., Gibb, S.J., Faulkner, A., Fergusson, D.M. & Mulder, R.T. (2010). Postcard intervention for repeat self-harm: Randomised controlled trial. *The British Journal of Psychiatry, 197*(1), 55–60. https://doi.org/10.1192/bjp.bp.109.075754

Beck, A.T. (1996). Beyond belief: A theory of modes, personality, and psychopathology. In P.M. Salkovskis (Ed.), *Frontiers of cognitive therapy*, (pp. 1–25). New York, NY, US: Guilford Press.

Bertolote, J.M. & Fleischmann, A. (2002). Suicide and psychiatric diagnosis: A worldwide perspective. *World Psychiatry, 1*(3), 181.

Berk, M.S., Henriques, G.R., Warman, D.M., Brown, G.K. & Beck, A.T. (2004). A cognitive therapy intervention for suicide attempters: An overview of the treatment and case examples. *Cognitive and Behavioral Practice, 11*(3), 265–277. https://doi.org/10.1016/S1077-7229(04)80041-5

Bille-Brahe, U., Andersen, K., Wasserman, D., Schmidtke, A., Bjerke, T., Crepet, P., De Leo, D., Haring, C., Hawton, K., Kerkhof, A., Lönnqvist, J., Michel, K., Phillippe, A., Querejeta, I., Salander-Renberg, E. & Temesváry, B. (1996). The WHO-EURO Multicentre Study: Risk of parasuicide and the comparability of the areas under study. *Crisis, 17*(1), 32–42.

Bostwick, J.M. (2011). Pharmacotherapy and Therapeutic Alliance in the Treatment of Suicidality. In K. Michel & D.A. Jobes (Eds.), *Building a Therapeutic Alliance with the Suicidal Patient* (pp. 353–375). Washington, DC: American Psychological Association APA Books. https://doi.org/10.1037/12303-019

Bötschi, S. (2020). *Der Einfluss der Therapiebeziehung und der Behandlungslatenz auf das Therapieergebnis im Attempted Suicide Short Intervention Program (ASSIP).* Unpublished master's thesis, Universität Bern.

Bostwick, J.M. & Pankratz, V.S. (2000). Affective disorders and suicide risk: A reexamination. *American Journal of Psychiatry, 157*(12), 1925–1932. https://doi.org/10.1176/appi.ajp.157.12.1925

Bostwick, J.M., Pabbati, C., Geske, J.R. McKean, A.J. (2016). Suicide Attempt as a Risk Factor for Completed Suicide: Even More Lethal Than We Knew. *American Journal of Psychiatry, 173*(11), 1094–1100.

Bowlby, J.A. (1977). The making and breaking of affectional bonds. I. Aetiology and psychopathology in the light of attachment theory. An expanded version of the Fiftieth Maudsley Lecture, delivered before Royal College of Psychiatrists, 19 November 1976. *British Journal of Psychiatry, 130*, 201–210.

Bowlby, J. (1988). *A secure base. Clinical applications of attachment theory.* London: Routledge.

Bowlby, J.A. (1998). *Secure Base. Clinical Applications of Attachment Theory.* London: Routledge.

Bremner, J.D., Narayan, M., Staib, L.H., Southwick, S.M., McGlashan, T. & Charney, D.S. (1999). Neural correlates of memories of childhood sexual abuse in women with and without posttraumatic stress disorder. *American Journal of Psychiatry, 156*(11), 1787–1795.

Bronisch, T. (2007). *Der Suizid* (5. Aufl.). München: C.H. Beck oHG.

Bronisch, T. (2008). Kap. 78: Suizidalität. In H.-J. Möller, G. Laux & H.-P. Kapfhammer (Hrsg.), *Lehrbuch Psychiatrie und Psychotherapie* (5. Aufl., S. 1281–1306). Berlin: Springer.

Bronisch, T. & Wolfersdorf, M. (2012). Definition von Suizidalität. Wie grenzen wir suizidales und nicht-suizidales Verhalten ab? *Suizidprophylaxe, 39*(2), 41–50.

Brown, G.K., ten Have, T., Henriques, G.R., Xie, S.X., Hollander, J.E. & Beck, A.T. (2005). Cognitive therapy for the prevention of suicide attempts: A randomized controlled trial. *JAMA, 294*(5), 563–570. https://doi.org/10.1001/jama.294.5.563

Bruffaerts, R., Demyttenaere, K., Borges, G., Haro, J.M., Chiu, W.T., Hwang, I., Karam, E.G., Kessler, R.C., Sampson, N., Alonso, J., Andrade, L.H., Angermeyer, M., Benjet, C., Bromet, E., de Girolamo, G., de Graaf, R., Florescu, S., Gureje, O., Horiguchi, I., ... Nock, M.K. (2010). Childhood adversities as risk factors for onset and persistence of suicidal behaviour. *British Journal of Psychiatry, 197*(1), 20–27.

Bruffaerts, R., Demyttenaere, K., Hwang, I., Chiu, W.-T., Sampson, N., Kessler, R.C., Alonso, J., Borges, G., de Girolamo, G., de Graaf, R., Florescu, S., Gureje, O., Hu, C., Karam, E.G., Kawakami, N., Kostyuchenko, S., Kovess-Masfety, V., Lee, S., Levinson, D., ... Nock, M.K. (2011). Treatment of suicidal people around the world. *The British Journal of Psychiatry, 199*(1), 64–70.

Bryan, C.J., Mintz, J., Clemans, T.A., Leeson, B., Burch, T.S., Williams, S.R. & Rudd, M.D. (2017). Effect of crisis response planning vs. contracts for safety on suicide risk in US Army soldiers: A randomized clinical trial. *Journal of affective disorders, 212*, 64–72.

Bryan, C.J. & Rudd, M.D. (2018). *Brief cognitive-behavioral therapy for suicide prevention.* New York: Guilford Press.

Buss, A.R. (1978). Causes and reasons in attribution theory: A conceptual critique. *Journal of Personality and Social Psychology, 36*(11), 1311–1321. https://doi.org/10.1037/0022-3514.36.11.1311

Cannon, W.B. (1929). *Bodily changes in pain, hunger, fear, and rage.* New York: Appleton-Century-Crofts.

Carroll, R., Metcalfe, C. & Gunnell, D. (2014). Hospital presenting self-harm and risk of fatal and nonfatal repetition: Systematic review and meta-analysis. *PloS one, 9*(2), e89944. https://doi.org/10.1371/journal.pone.0089944

Carter, G.L., Clover, K., Whyte, I.M., Dawson, A.H. & D'Este, C. (2005). Postcards from the Edge project: Randomised controlled trial of an intervention using postcards to reduce repetition of hospital treated deliberate self poisoning. *British Medical Journal, 331*, 805–807. https://doi.org/10.1136/bmj.38579.455266.E0

Carter, G.L., Clover, K., Whyte, I.M., Dawson, A.H. & D'Este, C. (2013). Postcards from the Edge: 5-year outcomes of a randomised controlled trial for hospital-treated self-poisoning. *British Journal of Psychiatry, 202*(5), 372–380. https://doi.org/10.1192/bjp.bp.112.112664

Carver, C.S. & Scheier, M. (1990). Principles of self-regulation: Action and emotion. In E.T. Higgins & R.M. Sorrentino (Eds.), *Handbook of motivation and cognition: Foundations of social behavior* (Vol. 2, pp. 3–52). New York: Guilford Press.

Chan, K.P., Yip, P.S., Au, J. & Lee, D.T. (2005). Charcoal-burning suicide in post-transition Hong Kong. *The British Journal of Psychiatry, 186*(1), 67–73.

Chan, M.K., Bhatti, H., Meader, N., Stockton, S., Evans, J., O'Connor, R.C., Kapur, N. & Kendall, T. (2016). Predicting suicide following self-harm: Systematic review of risk factors and risk scales. *The British Journal of Psychiatry, 209*(4), 277–283. https://doi.org/10.1192/bjp.bp.115.170050

Chesin, M. & Stanley, B. (2013). Risk assessment and psychosocial interventions for suicidal patients. *Bipolar Disorders, 15*(5), 584–593. https://doi.org/10.1111/bdi.12092

Cipriani, A., Pretty, H., Hawton, K. & Geddes, J.R. (2005). Lithium in the prevention of suicidal behavior and all-cause mortality in patients with mood disorders: A systematic review of randomized trials. *American Journal of Psychiatry, 162*(10), 1805–1819. https://doi.org/10.1176/appi.ajp.162.10.1805

Cipriani, A., Hawton, K., Stockton, S. & Geddes, J.R. (2013). Lithium in the prevention of suicide in mood disorders: updated systematic review and meta-analysis. *BMJ, 346*, 1–13.

Clayton, P.J. (1983). Epidemiologic and risk factors in suicide. In L. Greenspoon (Ed.), *Psychiatry update* (pp. 428–434). Washington, DC: American Psychiatric Press.

Comer, R.J. (1995). *Klinische Psychologie*. Heidelberg, Berlin: Spektrum Akademischer Verlag GmbH.

Comtois, K.A., Jobes, D.A., O'Connor, S., Atkins, D.C., Janis, K., Chessen, E.C., Lanes, S.J., Holen, A. & Yuodelis-Flores, C. (2011). Collaborative assessment and management of suicidality (CAMS): Feasibility trial for next-day appointment services. *Depression and Anxiety, 28*(11), 963–972. https://doi.org/10.1002/da.20895

Comtois, K.A., Kerbrat, A.H., DeCou, C.R., Atkins, D.C., Majeres, J.J., Baker, J.C. & Ries, R.K. (2019). Effect of augmenting standard care for military personnel with brief caring text messages for suicide prevention: A randomized clinical trial. *JAMA psychiatry, 76*(5), 474–483. https://doi.org/10.1001/jamapsychiatry.2018.4530

Conwell, Y., Duberstein, P.R., Cox, C., Herrmann, J.H., Forbes, N.T. & Caine, E.D. (1996). Relationships of age and axis I diagnoses in victims of completed suicide: A psychological autopsy study. *American Journal of Psychiatry, 153*(8), 1001–1008. https://doi.org/10.1176/ajp.153.8.1001

Coryell, W. & Schlesser, M. (2001). The Dexamethasone Suppression Test and Suicide Prediction. *American Journal of Psychiatry, 158*, 748–753. https://doi.org/10.1176/appi.ajp.158.5.748

Cotgrove, A., Zirinsky, L., Black, D. & Weston, D. (1995). Secondary prevention of attempted suicide in adolescence. *Journal of Adolescence, 18*(5), 569–577. https://doi.org/10.1006/jado.1995.1039

De Leo, D. (2002). Why are we not getting any closer to preventing suicide? *British Journal of Psychiatry, 181*, 372–374. https://doi.org/10.1192/bjp.181.5.372

De Leo, D., Buono, M.D. & Dwyer, J. (2002). Suicide among the elderly: The long-term impact of a telephone support and assessment intervention in northern Italy. *British Journal of Psychiatry, 181*(3), 226–229. https://doi.org/10.1192/bjp.181.3.226

Dilling, H., Freyberger, H.J. & Cooper, J.E. (2016). *Weltgesundheitsorganisation: Taschenführer zur ICD-10-Klassifikation psychischer Störungen mit Glossar und Diagnostischen Kriterien sowie Referenztabellen ICD-10 vs. ICD-9 und ICD-10 vs. DSM-IV-TR: 8 (überarbeitete Auflage unter Berücksichtigung der Änderungen gemäß ICD-10-GM)*. Bern: Hogrefe.

Dörner, K. (1993). Schnittpunkt des Rechts zu leben und des Rechts zu sterben. In Th. Giernalczyk & E. Frick (Hrsg.), *Suizidalität. Deutungsmuster und Praxisansätze* (S. 1–10). Regensburg: Roderer.

Durkheim, E. (1897). *Le suicide: Étude de sociologie.* Félix Alcan: Paris.

Eurostat. (2020). *Almost 8 in 10 suicides among men.* Zugriff am 1. Mai 2021 unter https://ec.europa.eu/eurostat/web/products-eurostat-news/-/edn-20200910-1

Fergusson, D., Doucette, S., Glass, K.C., Shapiro, S., Healy, D., Hebert, P. & Hutton, B. (2005). Association between suicide attempts and selective serotonin reuptake inhibitors: Systematic review of randomised controlled trials. *BMJ, 330*(7488), 396. https://doi.org/10.1136/bmj.330.7488.396

Fonagy, P., Gergely, G., Jurist, E.L. & Target, M. (2002). *Affect regulation, mentalization and the development of the self.* New York: Other Press.

Fonagy, P., Gergely, G., Jurist, E.L. & Target, M. (2004). *Affect regulation, mentalization and the development of the self.* London: Karnac Books.

Franklin, J.C., Ribeiro, J.D., Fox, K.R., Bentley, K.H., Kleiman, E.M., Huang, X., Musacchio, K., Jaroszewski, A.C., Chang, B.P. & Nock, M.K. (2017). Risk factors for suicidal thoughts and behaviors: a meta-analysis of 50 years of research. *Psychological bulletin, 143*(2), 187. https://doi.org/10.1037/bul0000084

Freeling, P., Rao, B.M., Paykel, E.S., Sireling, L.I. & Burton, R.H. (1985). Unrecognised depression in general practice. *BMJ (Clinical research ed.), 290*(6485), 1880. https://doi.org/10.1136/bmj.290.6485.1880

Freud, S. (1917). *Trauer und Melancholie. Gesammelte Werke 10* (3. Aufl., 1963). Frankfurt/Main: Fischer.

Gibb, S.J., Beautrais, A.L. & Fergus, D.M. (2005). Mortality and further suicidal behaviour after an index suicide attempt: A 10-year study. *Australian and New Zealand Journal of Psychiatry, 39*, 95–100. https://doi.org/10.1080/j.1440-1614.2005.01514.x

Goldsmith, S.K., Pellmar, T.C., Kleinman, A.M. & Bunney, W.E. (2002). *Reducing Suicide: A National Imperative.* Washington, DC: The National Academies Press.

Goodwin, F.K. & Jamison, K.R. (1990). *Manic-Depressive Illness.* New York: Oxford University Press.

Grawe, K. (1998). *Psychologische Therapie.* Göttingen: Hogrefe.

Grawe, K. (2004a). *Psychological Therapy.* Seattle: Hogrefe.

Grawe, K. (2004b). *Neuropsychotherapie.* Göttingen: Hogrefe.

Greenberg, L.S., Rice, L.N. & Elliott, R. (1993). *Facilitating emotional change: The moment-by-moment process.* New York: Guilford Press.

Grimholt, T.K., Bjornaas, M.A., Jacobsen, D., Dieserud, G. & Ekeberg, O. (2012). Treatment received, satisfaction with health care services, and psychiatric symptoms 3 months after hospitalization for self-poisoning. *Annals of General Psychiatry, 11*(10), 1–8. https://doi.org/10.1186/1744-859X-11-10

Grosse-Holtforth, M. & Grawe, K. (2004). Inkongruenz und Fallkonzeption in der Psychologischen Therapie. *Verhaltenstherapie & psychosoziale Praxis, 36*(1), 9–21.

Guthrie, E., Kapur, N., Mackway-Jones, K., Chew-Graham, C., Moorey, J., Mendel, E., Marino-Francis, F., Sanderson, S., Turpin, C., Boddy, G. & Tomenson, B. (2001). Randomised controlled trial of brief psychological intervention after deliberate self poisoning. *British Medical Journal, 323*, 135–138.

Gysin-Maillart, A., Conner, K., Pisani, A., Westrin, A. & Ehnvall, E. (in preparation). *ASSIP ACS.* Manuscript in preparation.

Gysin-Maillart, A., Schwab, S., Soravia, L.M., Megert, M. & Michel, K. (2016). A novel brief therapy for patients who attempt suicide: A 24-months follow-up randomized controlled study of the Attempted Suicide Short Intervention Program (ASSIP). *PLoS Medicine, 13*(3): e1001968. https://doi.org/10.1371/journal.pmed.1001968

Gysin-Maillart, A., Soravia, L.M., Gemperli, A. & Michel, K. (2017). Suicide Ideation is related to therapeutic alliance in a brief therapy for attempted suicide. *Archives of Suicide Research, 21*(1), 113–126. https://doi.org/10.1080/13811118.2016.1162242

Gysin-Maillart, A., Soravia, L. & Schwab, S. (2020). Attempted suicide short intervention program influences coping among patients with a history of attempted suicide. *Journal of affective disorders, 264*, 393–399. https://doi.org/10.1016/j.jad.2019.11.059

Hallensleben, N., Spangenberg, L., Forkmann, T., Rath, D., Hegerl, U., Kersting, A., Kallert, T.W. & Glaesmer, H. (2018). Investigating the dynamics of suicidal ideation: Preliminary findings from a study using ecological momentary assessments in psychiatric inpatients. *Crisis: The Journal of Crisis Intervention and Suicide Prevention, 39*(1), 65–69. https://doi.org/10.1027/0227-5910/a000464

Hargus, E., Crane, C., Barnofer, T. & Williams, J.M.G. (2010). Effects of mindfulness on meta-awareness and specificity of describing prodromal symptoms in suicidal depression. *Emotion, 10*(1), 34–42. https://doi.org/10.1037/a0016825

Harris, E.C. & Barraclough, B. (1997). Suicide as an outcome for mental disorders. A meta-analysis.

British Journal of Psychiatry, 170, 205–228. https://doi.org/10.1192/bjp.170.3.205

Hassanian-Moghaddam, H., Sarjami, S., Kolahi, A.-A., Lewin, T. & Carter, G. (2017). Postcards in Persia: A twelve to twenty-four month follow-up of a randomized controlled trial for hospital-treated deliberate self-poisoning. *Archives of Suicide Research, 21*(1), 138–154.

Hautzinger, M. (2010). *Akute Depression*. Göttingen: Hogrefe.

Hawton, K., Arensman, E., Townsend, E., Bremner, S., Feldman, E., Goldney, R., Hazell, P., van Heeringen, K., House, A., Owens, D., Sakinofsky, I. & Träskman-Bendz, L. (1998a). Deliberate self harm: Systematic review of efficacy of psychosocial and pharmacological treatments in preventing repetition. *British Medical Journal, 317*, 441–447.

Hawton, K., Arensmann, E., Wasserman, D., Hultén, A., Bille-Brahe, U., Bjerke, T., Crepet, P., Deisenhammer, E., Kerkhof, A., De Leo, D., Michel, K., Ostamo, A., Philippe, A., Querejeta, I., Salander-Renberg, E., Schmidtke, A. & Temesväry, B. (1998b). The relationship between attempted suicide and suicide rates among young people in Europe. *Journal of Epidemiology and Community Health, 52*(3), 191–194.

Hawton, K., Witt, K. G., Salisbury, T. L. T., Arensman, E., Gunnell, D., Hazell, P., Townsend, E. & van Heeringen, K. (2016). Psychosocial interventions following self-harm in adults: A systematic review and meta-analysis. *The Lancet Psychiatry, 3*(8), 740–750. https://doi.org/10.1016/S2215-0366(16)30070-0

Hawton, K., Zahl, D. & Weatherall, R. (2003). Suicide following deliberate self-harm: Long-term follow-up of patients who presented to a general hospital. *British Journal of Psychiatry, 182*(6), 537–542. https://doi.org/10.1192/bjp.182.6.537

Hegerl, U., Althaus, D., Schmidtke, A. & Niklewski, G. (2006). The alliance against depression: Two-year evaluation of a community based intervention to reduce suicidality. *Psychological Medicine, 36*, 1225–1234. https://doi.org/10.1017/S003329170600780X

Heim, C. H., Newport, D. J., Mietzko, T., Miller, A. H. & Nemeroff, C. B. (2008). The link between childhood trauma and depression: Insights from HPA axis studies in humans. *Psychoneuroendocrinology, 33*(6), 693–710. https://doi.org/10.1016/j.psyneuen.2008.03.008

Heikkinen, M. E., Isometsä, E., Marttunen, M. J. & Aro, H. M. (1995). Social factors in suicide. *British Journal of Psychiatry, 167*(6), 747–753. https://doi.org/10.1192/bjp.167.6.747

Hepp, U., Wittmann, L., Schnyder, U. & Michel, K. (2004). Psychological and psychosocial interventions after attempted suicide. An overview of treatment studies. *Crisis, 25*(3), 108–117. https://doi.org/10.1027/0227-5910.25.3.108

Hermans, H. J. M. & Hermans-Jansen, E. (1995). *Self-Narratives. The construction of meaning in psychotherapy*. New York: Guilford Press.

Hjelmeland, H. & Hawton, K. (2004). Intentional aspects of non-fatal suicidal behavior. In D. De Leo, U. Bille-Brahe, A. Kerkhof & A. Schmidtke (Eds.), *Suicidal Behavior: Theories and Research Findings* (pp. 67–78). Cambridge MA: Hogrefe & Huber.

Hofstra, E., Van Nieuwenhuizen, C., Bakker, M., Özgül, D., Elfeddali, I., de Jong, S. J. & van der Feltz-Cornelis, C. M. (2019). Effectiveness of suicide prevention interventions: A systematic review and meta-analysis. *General Hospital Psychiatry, 63*, 127–140. https://doi.org/10.1016/j.genhosppsych.2019.04.011

Holmes, J. (2001). *The search for the secure base: Attachment theory and psychotherapy*. Hove: Brunner Routledge.

Holmes, J. (2006). Mentalizing from a psychoanalytic perspective: What's new. In J. Allen & P. Fonagy (Eds.), *Handbook of Mentalisation-based Treatment* (pp. 31–49). Chichester: John Wiley & Sons Ltd.

Hom, M. A., Stanley, I. H. & Joiner Jr, T. E. (2015). Evaluating factors and interventions that influence help-seeking and mental health service utilization among suicidal individuals: A review of the literature. *Clinical psychology review, 40*, 28–39. https://doi.org/10.1016/j.cpr.2015.05.006

Horwitz, A. G., Czyz, E. K. & King, C. A. (2015). Predicting future suicide attempts among adolescent and emerging adult psychiatric emergency patients. *Journal of Clinical Child & Adolescent Psychology, 44*(5), 751–761. https://doi.org/10.1080/15374416.2014.910789

Inagaki, M., Kawashima, Y., Yonemoto, N. & Yamada, M. (2019). Active contact and follow-up interventions to prevent repeat suicide attempts during high-risk periods among patients admitted to emergency departments for suicidal behavior: A systematic review and meta-analysis. *BMC psychiatry, 19*(1), 44. https://doi.org/10.1186/s12888-019-2017-7

Isacsson, G. (2000). Suicide prevention – a medical breakthrough? *Acta Psychiatrica Scandinavica,*

102(2), 113–117. https://doi.org/10.1034/j.1600-0447.2000.102002113.x

Isacsson, G., Holmgren, P., Wasserman, D. & Bergman, U. (1994). Use of antidepressants among people committing suicide in Sweden. *BMJ, 308*(6927), 506–509.

Isometsä, E.T., Heikkinen, M.E., Marttunen, M.J., Henriksson, M.M., Aro, H.M. & Lönnqvist, J.K. (1995). The last appointment before suicide: Is suicide intent communicated? *American Journal of Psychiatry, 152*, 919–922. https://doi.org/10.1176/ajp.152.6.919

Isometsä, E.T., Henriksson, M.M., Aro, H.M. & Lönnqvist, J.K. (1994). Suicide in bipolar disorder in Finland. *American Journal of Psychiatry, 151*(7), 1020–1024. https://doi.org/10.1176/ajp.151.7.1020

Itten, S., Trösken, A. & Grawe, K. (2004). Fallkonzeption und Therapieplanung in der psychologischen Therapie: Ein Beispiel. *Verhaltenstherapie & psychosoziale Praxis, 36*(1), 23–40.

Jenkins, G.R., Hale, R., Papanastassiou, M., Crawford, M.J. & Tyrer, P. (2002). Suicide rate 22 years after parasuicide: Cohort study. *BMJ, 325*(7373), 1155. https://doi.org/10.1136/bmj.325.7373.1155

Jobes, D.A. (2000). Collaborating to prevent suicide: A clinical research perspective. *Suicide and Life-Threatening Behavior, 30*, 8–17.

Jobes, D.A. (2006). *Managing Suicidal Risk: A Collaborative Approach*. New York: Guilford Press.

Jobes, D.A. (2011). Suicidal patients, the therapeutic alliance, and the collaborative assessment and management of suicidality. In K. Michel & D.A. Jobes (Eds.), *Building a therapeutic alliance with the suicidal patient* (pp. 205–229). Washington, D.C.: American Psychological Association. https://doi.org/10.1037/12303-012

Jobes, D.A. (2016). *Managing suicidal risk: A collaborative approach*. New York: Guilford.

Jobes, D.A. (2021). *Suizidalität im Fokus. Der CAMS-Ansatz für eine Behandlung auf Augenhöhe*. Köln: Psychiatrie Verlag.

Jobes, D.A., Comtois, K.A., Gutierrez, P.M., Brenner, L.A., Huh, D., Chalker, S.A., Ruhe, G., Kerbrat, A.H., Atkins, D.C., Jennings, K., Crumlish, J., Corona, C.D., Conner, S.O., Hendricks, K.E., Schembari, B., Singer, B. & Crow, B. (2017). A randomized controlled trial of the collaborative assessment and management of suicidality versus enhanced care as usual with suicidal soldiers. *Psychiatry, 80*(4), 339–356.

Joiner, T. (2005). *Why people die by suicide*. Cambridge, MA: Harvard University Press.

Kail, R.V. (2004). *Children and their development* (3rd ed). New Jersey: Prentice Hall.

Keller, J. (2019). *Der Einfluss des Zeitpunkts des ASSIP-Erstkontakts auf den Therapieverlauf.* Unpublished Master's thesis, Universität Bern.

Kessler, R.C., Borges, G. & Walters, E.E. (1999). Prevalence of and risk factors for lifetime suicide attempts in the National Comorbidity Survey. *Archives of General Psychiatry, 56*(7), 617–626. https://doi.org/10.1001/archpsyc.56.7.617

Kleiman, E.M., Turner, B.J., Fedor, S., Beale, E.E., Huffman, J.C. & Nock, M.K. (2017). Examination of real-time fluctuations in suicidal ideation and its risk factors: Results from two ecological momentary assessment studies. *Journal of Abnormal Psychology, 126*(6), 726. https://doi.org/10.1037/abn0000273

Kreitman, N., Smith, P. & Tan, E.S. (1969). Attempted suicide in social networks. *British Journal of Preventive Social Medicine, 23*, 116–123. https://doi.org/10.1136/jech.23.2.116

Labonte, B. & Turecki, G. (2010). The epigenetics of suicide: Explaining the biological effects of early life environmental adversity. *Archives of Suicide Research, 14*(4), 291–310. https://doi.org/10.1080/13811118.2010.524025

Lanius, R.A., Williamson, P.C., Densmore, M., Boksman, K., Gupta, M.A., Neufeld, R.W., Gati, S. & Menon, R.S. (2001). Neural correlates of traumatic memories in posttraumatic stress disorder: a functional MRI investigation. *American Journal of Psychiatry, 158*(11), 1920–1922. https://doi.org/10.1176/appi.ajp.158.11.1920

Large, M., Kaneson, M., Myles, N., Myles, H., Gunaratne, P. & Ryan, C. (2016). Meta-analysis of longitudinal cohort studies of suicide risk assessment among psychiatric patients: Heterogeneity in results and lack of improvement over time. *PloS one, 11*(6), e0156322. https://doi.org/10.1371/journal.pone.0156322

Linehan, M.M. (1993a). *Cognitive behavioral therapy of borderline personality disorder*. New York: Guilford Press.

Linehan, M.M. (1993b). *Skills training manual for treating borderline personality disorder*. New York: Guilford Press.

Linehan, M.M. (1997). Validation and psychotherapy. In A.C. Bohart & L. Greenberg (Eds.), *Empathy Reconsideration: New Directions in Psychotherapy* (pp. 353–392). Washington, DC: American Psychological Association.

Linehan, M.M. (2008). Suicide intervention research: A field in desperate need of development. *Suicide and Life-Threatening Behavior, 38*(5), 483-485. https://doi.org/10.1521/suli.2008.38.5.483

Linehan, M.M., Comtois, K.A., Murray, A.M., Brown, M.Z., Gallop, R.J., Heard, H.L. & Lindenboim, N. (2006). Two-year randomized controlled trial and follow-up of dialectical behavior therapy vs therapy by experts for suicidal behaviors and borderline personality disorder. *Archives of General Psychiatry, 63*(7), 757-766. https://doi.org/10.1001/archpsyc.63.7.757

Lizardi, D. & Stanley, B. (2010). Treatment engagement: A neglected aspect in the psychiatric care of suicidal patients. *Psychiatric Services, 61*, 1183-1191. https://doi.org/10.1176/ps.2010.61.12.1183

Maltsberger, J.T. (2004). The descent into suicide. *The International Journal of Psychoanalysis, 85*(3), 653-668. https://doi.org/10.1516/3C96-URETTLWX-6LWU

Maltsberger, J.T. & Buie, D.h. (1974). Countertransference hate in the treatment of suicidal patients. *Archives of General Psychiatry, 30*(5), 625-633. https://doi.org/10.1001/archpsyc.1974.01760110049005

Maris, R. (1981). *Pathways to suicide: A survey of self-destructive behaviors*. Baltimore: The Johns Hopkins University Press.

Maris, R., Berman, A. & Silverman, M.M. (2000). Racial, Ethnic, and Cultural Aspects of Suicide. In R.W. Maris, A.L. Berman & M.M. Silverman (Eds.), *Comprehensive Textbook of Suicidology* (pp. 182). New York: Guilford Press.

Marzuk, P.M., Tardiff, K., Leon, A.C., Hirsch, C.S., Stajic, M., Hartwell, N. & Portera, L. (1995). Use of prescription psychotropic drugs among suicide victims in New York City. *American Journal of Psychiatry, 152*, 1520-1522. https://doi.org/10.1176/ajp.152.10.1520

McFarlane, A.C., Yehuda, R. & Clark, C.R. (2002). Biologic models of traumatic memories and posttraumatic stress disorder: The role of neural networks. *Psychiatric Clinics, 25*(2), 253-270.

Meerwijk, E.L., Parekh, A., Oquendo, M.A., Allen, I.E., Franck, L.S. & Lee, K.A. (2016). Direct versus indirect psychosocial and behavioural interventions to prevent suicide and suicide attempts: A systematic review and meta-analysis. *The Lancet Psychiatry, 3*(6), 544-554. https://doi.org/10.1016/S2215-0366(16)00064-X

Michel, K. (1988). Suicide in young people is different. *Crisis, 9*(2), 135-145.

Michel, K., Dey, P., Stadler, K. & Valach, L. (2004). Therapist sensitivity towards emotional life career issues and the working alliance with suicide attempters. *Archives of Suicide Research, 8*, 203-213. https://doi.org/10.1080/13811110490436792

Michel, K. & Jobes, D.A. (2010). *Building a Therapeutic Alliance with the Suicidal Patient*. Washington, DC: American Psychological Association APA Books.

Michel, K., Maltsberger, J.T., Jobes, D.A., Leenaars, A.A., Orbach, I., Stadler, K., Dey, P., Young, R.A. & Valach, L. (2002). Discovering the truth in attempted suicide. *American Journal of Psychotherapy, 56*(3), 424-437. https://doi.org/10.1176/appi.psychotherapy.2002.56.3.424

Michel, K. & Valach, L. (1997). Suicide as goal-directed behaviour. *Archives of Suicide Research, 3*, 213-221.https://doi.org/10.1080/13811119708258273

Michel, K. & Valach, L. (2011). The narrative interview with the suicidal patient. In K. Michel & D.A. Jobes (Eds.), *Building a Therapeutic Alliance with the Suicidal Patient* (pp. 63-80). Washington, D.C.: American Psychological Association APA Books.

Michel, K., Valach, L. & Waeber, V. (1994). Understanding deliberate self-harm: The patients' views. *Crisis, 15*, 172-178.

Milner, A.J., Carter, G., Pirkis, J., Robinson, J. & Spittal, M.J. (2015). Letters, green cards, telephone calls and postcards: Systematic and meta-analytic review of brief contact interventions for reducing self-harm, suicide attempts and suicide. *The British Journal of Psychiatry, 206*(3), 184-190. https://doi.org/10.1192/bjp.bp.114.147819

Monti, K., Cedereke, M. & Ojehagen, A. (2003). Treatment attendance and suicidal behavior 1 month and 3 months after a suicide attempt: A comparison between two samples. *Archives of Suicide Research, 2003*(7), 167-174. https://doi.org/10.1080/13811110301581

Morgan, H.G., Jones, E.M. & Owen, J.H. (1993). Secondary prevention of non-fatal deliberate self-harm. The green card study. *British Journal of Psychiatry, 163*, 111-112. https://doi.org/10.1192/bjp.163.1.111

Motto, J.A. (1976). Suicide prevention for high-risk persons who refuse treatment. *Suicide and Life-Threatening Behavior, 6*(4), 223-230.

Motto, J.A. & Bostrom, A.G. (2001). A randomized controlled trial of postcrisis suicide prevention. *Psychiatric Services, 52*(6), 828-833. https://doi.org/10.1176/appi.ps.52.6.828

Mousavi, S.G., Amini, M., Mahaki, B. & Bagherian-Sararoudi, R. (2016). Effect of phone call versus face-to-face follow-up on recurrent suicide attempts prevention in individuals with a history of multiple suicide attempts. *Advanced Biomedical Research, 5*(184). https://doi.org/10.4103/2277-9175.190990

Mulder, R., Newton-Howes, G. & Coid, J.W. (2016). The futility of risk prediction in psychiatry. *The British Journal of Psychiatry, 209*(4), 271–272. https://doi.org/10.1192/bjp.bp.116.184960

Müller-Oerlinghausen, B., Müser-Causemann, B. & Volk, J. (1992). Suicides and parasuicides in a high-risk patient group on and off lithium long-term medication. *Journal of Affectiv Disorder, 25*(4), 261–269. https://doi.org/10.1016/0165-0327(92)90084-J

National Center for Injury Prevention and Control, CDC. (2007). *Web-based Injury Statistics Query and Reporting System (WISQARS).* Zugriff am 1. Mai 2021 unter https://www.cdc.gov/injury/wisqars/index.html.

Niederkrotenthaler, T., Fu, K.W., Yip, P.S., Fong, D.Y., Stack, S., Cheng, Q. & Pirkis, J. (2012). Changes in suicide rates following media reports on celebrity suicide: a meta-analysis. *Journal of Epidemiology and Community Health, 66*(11), 1037–1042.

Nock, M.K., Borges, G., Bromet, E.J., Alonso, J., Angermeyer, M., Beautrais, A., Bruffaerts, R., Chiu, W.T., de Girolamo, G., Gluzman, S., de Graaf, R., Haro, J.M., Huang, Y., Karam, E., Kessler, R.C., Lepine, J.P., Levinson, D., Medina-Mora, E.M., Ono, Y., ... Williams, D. (2008). Cross-national prevalence and risk factors for suicidal ideation, plans and attempts. *British Journal of Psychiatry, 192*(2), 98–105.

Nock, M.K., Hwang, I., Sampson, N.A. & Kessler, R.C. (2010). Mental disorders, comorbidity and suicidal behavior: Results from the National Comorbidity Survey replication. *Molecular Psychiatry, 15*(8), 868–876. https://doi.org/10.1038/mp.2009.29

O'Connor, R.C. (2011). Towards an integrated motivational-volitional model of suicidal behaviour. International handbook of suicide prevention. *Research, policy and practice, 1,* 181–98.

O'Connor, R.C. & Kirtley, O.J. (2018). The integrated motivational-volitional model of suicidal behaviour. *Philosophical Transactions of the Royal Society B: Biological Sciences, 373*(1754), 20170268. https://doi.org/10.1098/rstb.2017.0268

Oquendo, M.A., Kamali, M., Ellis, S.P., Grunebaum, M.F., Malone, K.M., Brodsky, B.S., Sackheim, H.A. & Mann, J.J. (2002). Adequacy of antidepressant treatment after discharge and the occurrence of suicidal acts in major depression: A prospective study. *American Journal of Psychiatry, 159*(10), 1746–1751. https://doi.org/10.1176/appi.ajp.159.10.1746

Oquendo, M.A., Placidi, G.P., Malone, K.M., Campbell, C., Keilp, J., Brodsky, B., Kegeles, L.S., Cooper, T.B., Parsey, R.V., Van Heertum, R.L. & Mann, J.J. (2003). Positron emission tomography of regional brain metabolic responses to a serotonergic challenge and lethality of suicide attempts in major depression. *Archives of General Psychiatry, 60*(1), 14–22.

Orbach, I. (1994). Dissociation, physical pain, and suicide: A hypothesis. *Suicide and Life-Threatening Behaviour, 24,* 68–79.

Orbach, I. (2001). Therapeutic empathy with the suicidal wish: Principles of therapy with suicidal individuals. *American Journal of Psychotherapy, 55,* 166–184. https://doi.org/10.1176/appi.psychotherapy.2001.55.2.166

Orbach, I. (2011). Taking an inside view: Stories of pain. In K. Michel & D.A. Jobes (Eds.), *Building a therapeutic alliance with the suicidal patient* (p. 111–128). Washington, DC: American Psychological Association.

Orbach, I., Mikulincer, M., Gilboa-Schechtman, E. & Sirota, P. (2003). Mental Pain and its relationship to suicidality and life meaning. *Suicide Life-Threatening Behaviour, 33*(3), 231–241. https://doi.org/10.1521/suli.33.3.231.23213

Owens, D., Horrocks, J. & House, A. (2002). Fatal and non-fatal repetition of self-harm. Systematic review. *British Journal of Psychiatry, 181,* 193–199. https://doi.org/10.1192/bjp.181.3.193

Park, A.L., Gysin-Maillart, A., Müller, T.J., Exadaktylos, A. & Michel, K. (2018). Cost-effectiveness of a brief structured intervention program aimed at preventing repeat suicide attempts among those who previously attempted suicide: A secondary analysis of the ASSIP randomized clinical trial. *JAMA network open, 1*(6), e183680. https://doi.org/10.1001/jamanetworkopen.2018.3680

Phillips, D.P. (1974). The influence of suggestion on suicide: Substantive and theoretical implications of the Werther Effect. *American Sociological Review, 39,* 340–354. https://doi.org/10.2307/2094294

Pirkis, J. & Nordentoft, M. (2011). Media influences on suicide and attempted suicide. In R. O'Connor, S. Platt, J. Gordon (Eds.), *International handbook of suicide prevention: Research, policy and practice* (pp. 531–544). Chichester, UK: Wiley.

Platt, S. (1984). Unemployment and suicidal behaviour: A review of the literature. *Social Science Medicine, 19*(2), 93–115. https://doi.org/10.1016/0277-9536(84)90276-4

Platt, S., Bille-Brahe, U., Kerkhof, A., Schmidtke, A., Bjerke, T., Crepet, P., De Leo, D., Haring, C., Lonnqvist, J., Michel, K., Philippe, A., Pommereau, X., Querejeta, I., Salander-Renberg, E., Temesvary, B., Wasserman, D. & Sampaio Faria, J. (1992). Parasuicide in Europe: The WHO/EURO multicentre study on parasuicide. I. Introduction and preliminary analysis for 1989. *Acta Psychiatrica Scandinavica, 8*, 97–104.

Reisch, T. & Michel, K. (2005). Securing a suicide hot spot: Effects of a safety net at the Berne Muenster Terrace. *Suicide and Life-Threatening Behavior, 34*, 460–467. https://doi.org/10.1521/suli.2005.35.4.460

Reisch, T., Seifritz, E., Esposito, F., Wiest, R., Valach, L. & Michel, K. (2010). An fMRI study on mental pain and suicidal behavior. *Journal of Affective Disorders, 126*, 321–325. https://doi.org/10.1016/j.jad.2010.03.005

Reisch, T., Steffen, T., Maillart, A. & Michel, K. (2011). *Monitoring des suizidalen Verhaltens in der Agglomeration Bern* [Electronic Version]. Bundesamt für Gesundheit (BAG). Zugriff am 4.5.2021 unter https://www.npg-rsp.ch/fileadmin/npg-rsp/Themen/Fachthemen/Reisch_2011_Suizidales_Verhalten_Bern.pdf

Resick, P.A. & Schnicke, M.K. (1993). *Cognitive processing therapy for rape victims: A treatment manual*. Newbury Park, CA: Sage.

Ring, M. & Gysin-Maillart, A. (2020). Patients' satisfaction with the therapeutic relationship and therapeutic outcome is related to suicidal ideation in the Attempted Suicide Short Intervention Program (ASSIP). *Crisis, 41*(5), 337–343. https://doi.org/10.1027/0227-5910/a000644

Robins, E., Murphy, G.E., Wilkinson, R.H., Gassner, S. & Kayes, J. (1959). Some clinical considerations in the prevention of suicide based on a study of 134 successful suicides. *American Journal of Public Health and the Nation's Health, 49*(7), 888–899. https://doi.org/10.2105/AJPH.49.7.888

Rogers, J.R. & Soyka, K.M. (2004). One size fits all: An existential-constructivist perspective on the crisis intervention approach with suicidal individuals. *Journal of Contemporary Psychotherapy, 34*(1), 7–22. https://doi.org/10.1023/B:JOCP.0000010910.74165.3a

Rudd, M.D. (2000). The suicidal mode: A cognitive-behavioral model of suicidality. *Suicide Life Threatening Behaviour, 30*(1), 18–33.

Rudd, M.D. (2012). Brief cognitive behavioral therapy (BCBT) for suicidality in military populations. *Military Psychology, 24*(6), 592–603. https://doi.org/10.1080/08995605.2012.736325

Rudd, M.D., Bryan, C.J., Wertenberger, E.G., Peterson, A.L., Young-McCaughan, S., Mintz, J., Williams, S.R., Arne, K.A., Breitbach, J., Delano, K., Wilkinson, E. & Bruce, O.T. (2015). Brief cognitive-behavioral therapy effects on post-treatment suicide attempts in a military sample: Results of a randomized clinical trial with 2-year follow-up. *American journal of psychiatry, 172*(5), 441–449.

Rudd, M.D., Joiner, T. & Rajab, M.H. (2001). *Treating suicidal behavior: An effective, time-limited approach*. New York: Guilford Press.

Runeson, B.S. (2002). Suicide after parasuicide. *British Medical Journal, 16*(352), 1125–1126. https://doi.org/10.1136/bmj.325.7373.1125/a

Rutz, W., von Knorring, L. & Walinder, J. (1992). Long-term effects of an educational program for general practitioners given by the Swedish Commitee for the Prevention and Treatment of Depression. *Acta Psychiatrica Scandinavica, 85*, 83–88. https://doi.org/10.1111/j.1600-0447.1992.tb01448.x

Rutz, W., Walinder, J., Eberhard, G., Holmberg, G., von Knorring, A.L., von Knorring, L., Wistedt, B. & Åberg-Wistedt, A. (1989). An educational program on depressive disorders for general practitioners on Gotland: Background and evaluation. *Acta Psychiatrica Scandinavica, 79*(1), 19–26. https://doi.org/10.1111/j.1600-0447.1989.tb09229.x

Sabo, A.N. & Rand, B. (2000). The relational aspects of psychopharmacology. In A.N. Sabo & L. Havens (Eds.), *The real world guide to psychotherapy practice* (pp. 34–59). Cambridge MA: Harvard University Press.

SAMHSA Substance Abuse and Mental Health Services Administration. (2020). *Key substance use and mental health indicators in the United States: Results from the 2019 National Survey on Drug Use and Health*. Rockville, MD: Center for Behavioral Health Statistics and Quality, SAMHSA. https://www.samhsa.gov/data/

Sarbin, T. (1986). *Narrative Psychology. The Storied Nature of Human Conduct*. New York: Praeger Publishers.

Schauer, M., Neuner, F. & Elbert, T. (2011). *Narrative exposure therapy (NET). A short-term intervention for traumatic stress disorders* (2nd ed). Cambridge, Göttingen: Hogrefe & Huber.

Schmidtke, A. & Häfner, H. (1986). Die Vermittlung von Selbstmordmotivation und Selbstmordhandlung durch fiktive Modelle. Die Folgen der Fernsehserie „Tod eines Schülers". *Nervenarzt, 57*, 502–510.

Schmidtke, A. & Schaller, S. (2000). The role of mass media in suicide prevention. In K. Hawton & K. van Herring (Eds.), *The international Handbook of Suicide and Attempted Suicide* (pp. 675–697). New York: Wiley.

Schmidtke, A., Selli, R., Wohner, J., Löhr, C. & Tatsek, K. (2005). Epidemiologie von Suizid und Suizidversuch in Deutschland. *Suizidprophylaxe, 32*, 87–93.

Shneidman, E.S. (1985). *The definition of suicide: An Essay*. New York: Wiley.

Shneidman, E.S. (1993). *Suicide as psychache: A clinical approach to self-destructive behaviour.* Northvale, NJ: Jason Aronson.

Silverman, M.M., Berman, A.L., Sanddal, N.D., O'Carroll, P.W. & Joiner, T.E. (2007). Rebuilding the tower of babel: A revised nomenclature for the study of suicide and suicidal behaviors. Part 2: Suicide-related ideations, communications, and behaviors. *Suicide and Life Threatening Behavior, 37*(3), 264–277. https://doi.org/10.1521/suli.2007.37.3.264

Simon, G.E., Savarino, J., Operskalski, B. & Wang, P.S. (2006). Suicide risk during antidepressant treatment. *American Journal of Psychiatry, 163*(1), 41–47.

Skegg, K. (2005). Self-harm. *The Lancet, 366*(9495), 1471–1483.

Slee, N., Garnefski, N., van der Leeden, R., Arensman, E. & Spinhoven, P. (2008). Cognitive-behavioural intervention for self-harm: Randomised controlled trial. *British Journal of Psychiatry, 192*, 202–211. https://doi.org/10.1192/bjp.bp.107.037564

Soloff, P.H., Fabio, A., Kelly, T.M., Malone, K.M. & Mann, J.J. (2005). High-lethality status in patients with borderline personality disorder. *Journal of Personality Disorders, 19*(4), 386–399. https://doi.org/10.1521/pedi.2005.19.4.386

Sonneck, G., Etzersdorfer, E. & Nagel-Kuess, S. (1994). Imitative suicide on the Viennese subway. *Social Science & Medicine, 38*(3), 453–457. https://doi.org/10.1016/0277-9536(94)90447-2

Stanley, B. & Brown, G.K. (2012). Safety planning intervention: A brief intervention to mitigate suicide risk. *Cognitive and Behavioral Practice, 19*(2), 256–264. https://doi.org/10.1016/j.cbpra.2011.01.001

Stanley, B., Brown, G.K., Brenner, L.A., Galfalvy, H.C., Currier, G.W., Knox, K.L. & Green, K.L. (2018). Comparison of the safety planning intervention with follow-up vs usual care of suicidal patients treated in the emergency department. *JAMA psychiatry, 75*(9), 894–900. https://doi.org/10.1001/jamapsychiatry.2018.1776

Stenager, E.N., Stenager, E. & Jensen, K. (1994). Attempted suicide, depression and physical diseases: A 1-year follow-up study. *Psychotherapy Psychosomatic, 61*(1–2), 65–73. https://doi.org/10.1159/000288871

Stengel, E. (1964). *Suicide and attempted suicide. Baltimore: Penguin Books.* Deutsch (1969): Selbstmord und Selbstmordversuch. Frankfurt/Main: Fischer.

Stone, M., Laughren, T., Jones, M.L., Levenson, M., Holland, P.C., Hughes, A. et al. (2009). Risk of suicidality in clinical trials of antidepressants in adults: analysis of proprietary data submitted to US Food and Drug Administration. *BMJ, 339*, 1–10.

Suominen, K.H., Isometsä, E.T., Suokas, J., Haukka, J., Achte, K. & Lönnqvist, J. (2004). Completed suicide after a suicide attempt: A 37-year follow-up study. *American Journal of Psychiatry, 161*(3), 562–563. https://doi.org/10.1176/appi.ajp.161.3.562

Teicher, M.H., Glod, C. & Cole, J.O. (1990). Emergence of intense suicidal preoccupation during fluoxetine treatment. *American Journal of Psychiatry, 147*, 207–210. https://doi.org/10.1176/ajp.147.2.207

Teismann, T. & Dorrmann, W. (2014). *Suizidalität* (Vol. 54). Göttingen: Hogrefe.

Teismann, T., Forkmann, T. & Glaesmer, H. (2019). Risikoabschätzung bei suizidalen Patienten: Geht das überhaupt?. *Verhaltenstherapie, 29*(2), 80–84. https://doi.org/10.1159/000493887

Treolar, A.J. & Pinfold, T.J. (1993). Deliberate self-harm: An assessment of patients' attitudes to the care they receive. *Crisis, 14*, 83–89.

U.S. Department of Health and Human Services. (2021). *The Surgeon General's Call to Action. To implement the national strategy for suicide prevention.*

Zugriff am 07.02.2021 unter https://www.hhs.gov/about/news/2021/01/19/the-surgeon-general-releases-call-to-action-to-implement-the-national-strategy-for-suicide-prevention.html

Valach, L., Young, R.A. & Lynam, M.J. (2002). *Action theory: A primer for applied research in the social sciences*. Westport, CT: Praeger.

Valach, L., Young, R. & Michel, K. (2010). Understanding suicide as an action. In K. Michel & D.A. Jobes (eds.), *Building a Therapeutic Alliance with the Suicidal Patient* (pp. 129–148). Washington, DC: American Psychological Association.

Van Praag, H.M. (2003). A stubborn behaviour: The failure of antidepressants to reduce suicide rates. *The World Journal of Biological Psychiatry, 4*(4), 184–191.

Wadsworth, T. & Kubrin, C.E. (2007). Hispanic suicide in US metropolitan areas: Examining the effects of immigration, assimilation, affluence, and disadvantage. *American Journal of Sociology, 112*(6), 1848–1885. https://doi.org/10.1086/512711

Welz, R. (1979). *Selbstmordversuche in städtischen Lebensumwelten*. Weinheim: Beltz.

Welz, R. & Möller, H.J. (1984). *Bestandsaufnahme der Suizidforschung. Epidemiologie, Prävention und Therapie*. Regensburg: Roderer.

Wenzel, A. & Beck, A.T. (2008). A cognitive model of suicidal behavior: Theory and treatment. *Applied and Preventive Psychology, 12*(4), 189–201. https://doi.org/10.1016/j.appsy.2008.05.001

Wenzel, A., Brown, G.K. & Beck, A.T. (2009). *Cognitive Therapy for Suicidal Patients: Scientific and Clinical Applications.* Washington D.C.: American Psychological Association. https://doi.org/10.1037/11862-000

Williams, J.M.G. & Pollock, L.R. (2001). Psychological aspects of the suicidal process. In K. van Heeringen (Ed.), *Understanding Suicidal Behaviour: The Suicidal Process Approach to Research,* Treat*ment and Prevention* (pp. 76–93). Chichester: John Wiley & Sons, Ltd.

Williams, J.M. G. & Swales, M. (2004). The use of mindfulness-based approaches for suicidal patients. *Archives of Suicide Research, 8,* 315–329. https://doi.org/10.1080/13811110490476671

Wolfersdorf, M. (2000). *Der suizidale Patient in Klinik und Praxis* (S. 16–17). Stuttgart: Wissenschaftliche Verlagsgesellschaft.

Wolfersdorf, M. (2008). Suizidalität. *Der Nervenarzt, 79,* 1319–1334. https://doi.org/10.1007/s00115-008-2478-2

World Health Organization. (2019a). *Suicide: one person dies every 40 seconds.* Zugriff am 07.02.21 unter https://www.who.int/news/item/09-09-2019-suicide-one-person-dies-every-40-seconds

World Health Organization, WHO. (2019b). *Suicide in the world: global health estimates.* Zugriff am 1. Mai 2021 unter https://apps.who.int/iris/handle/10665/326948

World Health Organization, WHO. (2021). *WHO EMRO/Suicide/Health topics.* Zugriff am 09.01.21 unter http://www.emro.who.int/health-topics/suicide/feed/atom.html#:~:text=Suicide%20is%20the%20act%20of,low%2Fmiddle%2Dincome%20countries

World Health Organization. (2021). *Suicide Data.* Zugriff am 7. Februar 2021 unter https://www.who.int/teams/mental-health-and-substance-use/suicide-data

Yerevanian, B. I., Koek, R. J., Feusner, J. D., Hwang, S. & Mintz, J. (2004). Antidepressants and suicidal behaviour in unipolar depression. *Acta Psychiatrica Scandinavica, 110*(6), 452–458.

Young, R.A., Valach, L., Dillabough, J.-A., Dover, C. & Matthes, G. (1994). Career research from an action perspective: The self-confrontation procedure. *Career Development Quarterly, 43,* 185–196. https://doi.org/10.1002/j.2161-0045.1994.tb00857.x

Zalsman, G., Hawton, K., Wasserman, D., van Heeringen, K., Arensman, E., Sarchiapone, M., Carli, V., Höschl, C., Barzilay, R., Balazs, J., Purebl, G., Kahn, J.P., Sáiz, P.A., Lipsicas, C.B., Bobes, J., Cozman, D., Hegerl, U. & Zohar, J. (2016). Suicide prevention strategies revisited: 10-year systematic review. *The Lancet Psychiatry, 3*(7), 646–659.

Über die Autorin

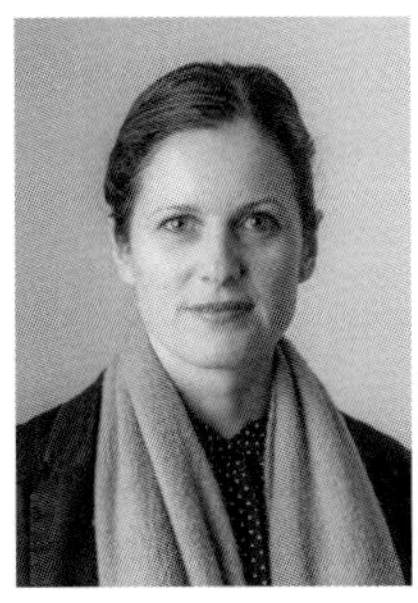

Dr. phil. Anja Gysin-Maillart ist Fachpsychologin für Psychotherapie FSP mit kognitiv-behavioralem Schwerpunkt und leitet die Sprechstunde für Patienten nach Suizidversuch ASSIP (Attempted Suicide Short Intervention Program) in der Poliklinik der Universitätsklinik für Psychiatrie und Psychotherapie in Bern, Schweiz. Sie ist einer der beiden Entwickler der Kurztherapie, die ASSIP national und international leiten. Als wissenschaftliche Mitarbeiterin im Zentrum für Translationale Forschung (ZTF) der Universitätsklinik für Psychiatrie und Psychotherapie liegt ihr Forschungsschwerpunkt auf der klinischen Suizidprävention. In diesem Zusammenhang untersucht sie Therapieprozesse zur Behandlung und Reduktion suizidalen Verhaltens. Dr. phil. Gysin-Maillart hat zahlreiche internationale Forschungskooperationen mit den USA, Deutschland, Schweden, Finnland, Belgien, Litauen u. a. und eine Gastdozentur an der Universität Leipzig, Abteilung für Medizinische Psychologie und Medizinische Soziologie, und eine weitere Gastdozentur an der Universität Lund, Abteilung für Klinische Wissenschaften und Psychiatrie, Medizinische Fakultät.

Anzeigen